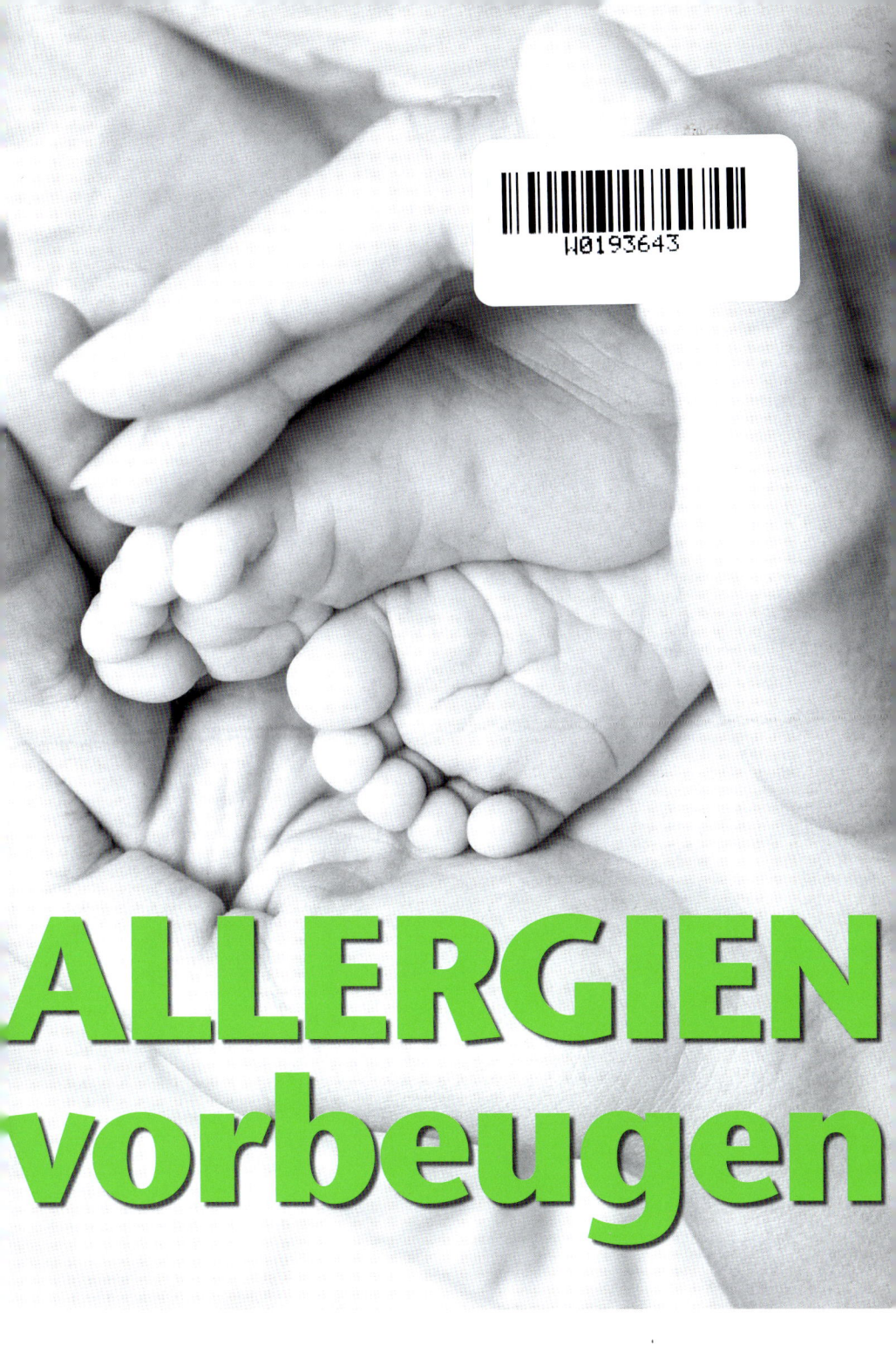

ALLERGIEN
vorbeugen

Inhalt

Vorwort

Die Allergologie ist für uns mehr als nur unser Beruf. Sie ist unser Steckenpferd. Die Auslöser von Allergien und anderen Unverträglichkeiten detektivisch zu ermitteln und danach durch individuelle Ernährungstherapie ein effizientes Krankheitsmanagement zu unterstützen, ist bei jedem Betroffenen eine neue Herausforderung.

Allergien sind ernst zu nehmende Erkrankungen. Besonders, wenn im frühen Kindesalter Nahrungsmittelallergien auftreten, hat das einschneidende Konsequenzen für das Leben des betroffenen Kindes – aber auch für seine gesamte Familie. Denn bei einer sicher diagnostizierten Nahrungsmittelallergie ist die Meidung der Auslöser unumgänglich. Doch jede Auslassdiät geht mit Umstellungen der Lebensführung sowie einem mehr oder weniger großen Risiko für eine unzureichende Zufuhr wichtiger Nährstoffe einher. Nur eine allergologisch qualifizierte Ernährungstherapie kann dann die entscheidende Hilfestellung bei der Allergenvermeidung, bei der gesicherten Nährstoffdeckung und beim Erhalt der Lebensqualität auf hohem Niveau leisten.

Doch uns begegnen in unserer täglichen Praxis erschreckend häufig auch Menschen, die selbstbestimmt und ohne hinreichendes Wissen vorbeugend Diäten durchführen und versuchen, jeden Allergenkontakt möglichst zu vermeiden. Nicht etwa, weil eine Allergie bereits vorhanden ist, sondern weil sie dem Ausbruch einer solchen vorbeugen wollen. Diese Maßnahmen werden meist dann durchgeführt, wenn sich Nachwuchs ankündigt – vor allem, wenn Vater oder Mutter selbst unter einer allergischen Erkrankung leiden. Doch Meidungsstrategien helfen nicht, schränken aber ein. Sie nehmen Lebensfreude, Unbeschwertheit und tragen dazu bei, dass die Angst vor einer Allergie beim Nachwuchs nicht aus dem Kopf geht. Und das in einer Zeit, in der auch ohne den Wunsch, Allergien zu vermeiden, genügend Herausforderungen auf die werdenden oder jungen Eltern warten.

Entgegen der häufigen Annahme führen Verbote und Verzicht nicht oder nur selten zur Verhinderung von allergischen Erkrankungen. Viel erfolgreicher ist es, den Körper gezielt darin zu unterstützen, eine normale Immunantwort, die Toleranz, zu erlernen. Diese hoch aktuellen wissenschaftlichen Erkenntnisse sind leider den meisten Eltern, aber auch vielen Therapeuten noch nicht bekannt!

Wir wünschen uns, mit diesem Buch den Grundstein für eine effektive und zeitgemäße Allergieprävention in vielen Familien und Praxen zu legen.

Für die kritische Durchsicht von Frau Dr. Cathleen Muche-Borowski, Herrn Professor Torsten Schäfer, Privatdozent Dr. Jörg Kleine-Tebbe und Herrn Ulrich Nigge sowie für die wichtigen Anregungen unserer Partner sei an dieser Stelle herzlichst gedankt. Wir wünschen Ihnen eine spannende und anspruchsvolle Lektüre und als Konsequenz aus den aufgezeigten Lösungsansätzen einen gelassenen Umgang mit dem Thema Allergieprävention.

Herzlichst,

Dr. Imke Reese und Christiane Schäfer

Allergien – ein unaufhaltsamer Anstieg?

Jeder dritte Deutsche glaubt, unter Allergien zu leiden. Auch wenn diese Wahrnehmung die Bedeutung von allergischen Erkrankungen überschätzt, leiden tatsächlich immer mehr Menschen unter Heuschnupfen, allergischem Asthma, Neurodermitis und Nahrungsmittelallergien. Von den ersten warmen Tagen im Frühjahr – manchmal schon an milden Wintertagen – bis zum Spätsommer dauert die Zeit, in der Heuschnupfenpatienten laufend versichern, sie seien nicht stark erkältet und nicht ansteckend, sondern »nur« pollengeplagt. Allerdings kommt das meist »nur« gequält über die Lippen. Für den Betroffenen ist es vollkommen egal, ob die verstopfte Nase, der Fließschnupfen oder das Augentränen durch eine Erkältung oder aufgrund von Heuschnupfen hervorgerufen wird. Fakt ist, dass die Freude an den ersten Sonnenstrahlen im Garten, am Fahrrad fahren in der schönen Frühlingsluft und wohltuenden Spaziergängen in der freien Natur bei Pollenallergikern deutlich getrübt ist.

Gehören Sie auch zu diesen Menschen? Sehen Sie dem Frühjahr mit gemischten Gefühlen entgegen? Wenn dann noch ein allergisches Asthma hinzukommt, geht es nicht nur um Genussverzicht, sondern um eine deutliche Einschränkung der Lebensqualität durch Symptome, die auch lebensbedrohlich sein können. Die Beschwerden lassen sich heute zwar effektiv behandeln und meist gut in den Griff bekommen, aber eine solche Erkrankung möchte man ja nicht weitergeben.

Ansteckend sind allergische Symptome nicht – selbst wenn eine allergische Niesattacke auch bei den Umstehenden einen Niesreiz auslösen kann. Dagegen ist eine Weitergabe der allergischen Veranlagung, der sogenannten Atopie, durchaus möglich. Allergiker werden nicht geboren, kein Säugling kommt mit einer Allergie zur Welt. Aber die Veranlagung, die Atopie, kann er bereits bei Geburt in sich tragen. Früher oder später kann diese Veranlagung dazu führen, dass eine atopische Erkrankung entsteht.

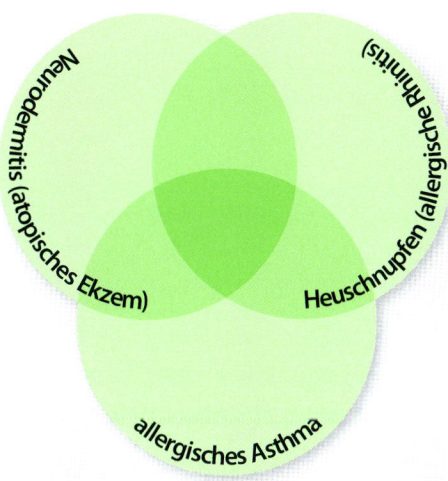

Abbildung 1:

Atopischer
Formenkreis

Die drei wichtigen Krankheitsbilder Heuschnupfen, Neurodermitis und allergisches Asthma werden unter dem Begriff »atopischer Formenkreis« zusammengefasst. Dieser Begriff wird noch einmal im nächsten Kapitel eine Rolle spielen, wenn es um das konkrete Allergierisiko Ihres Nachwuchses geht.

Der Start einer allergischen Karriere zeigt sich oft durch Symptome an der Haut. Schon in den ersten Lebensmonaten können Anzeichen einer Neurodermitis zu sehen sein. In schweren Fällen ist diese Hauterkrankung bei einem Drittel der Betroffenen an eine Nahrungsmittelallergie gekoppelt. Doch der Großteil der Neurodermitiker reagiert nicht allergisch auf bestimmte Nahrungsmittel! Der mögliche Zusammenhang zwischen Hautsymptomen und Ernährung wird in der Bevölkerung allerdings häufig deutlich anders eingeschätzt: Neurodermitis und Nahrungsmittelallergie werden gleich gesetzt, was nicht selten eine ausufernde aber stets erfolglose Suche nach »dem unverträglichen Nahrungsmittel« zur Folge hat.

Auch ein Asthma, oder die Vorboten davon, tritt häufig schon bei kleinen Kindern auf. Der Heuschnupfen ist dagegen eher eine Erkrankung von älteren Kindern, Jugendlichen und Erwachsenen.

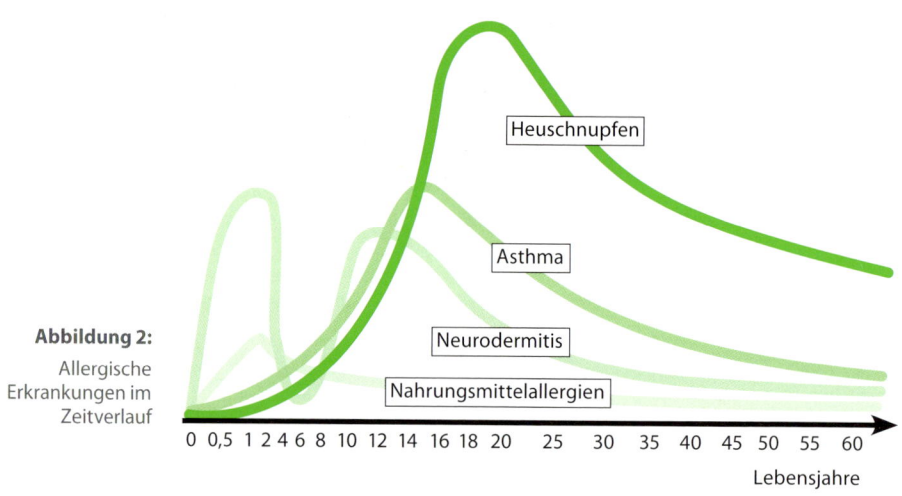

Abbildung 2:

Allergische Erkrankungen im Zeitverlauf

Heuschnupfen

Asthma

Neurodermitis

Nahrungsmittelallergien

0 0,5 1 2 4 6 8 10 12 14 16 18 20   25   30   35   40   45 50   55   60

Lebensjahre

Ganz offensichtlich spielt die Vererbung eine wichtige Rolle: Sie ist aber nicht allein dafür verantwortlich, ob Allergien entstehen oder nicht. Andere Einflussfaktoren entscheiden mit!

Etwas in unserer Umwelt, in unserer Ernährung, in unseren Lebensgewohnheiten hat sich so verändert, dass Allergien heute vermehrt auftreten. Schaut man sich die Entwicklungen allergischer Erkrankungen zwischen 1920 und 1980 an, haben jedes Jahrzehnt fünf Prozent mehr Kinder positiv beim Allergietest reagiert (Weißbuch Allergie 2009). Ob allergische Erkrankungen weiterhin zunehmen oder ob wir inzwischen auf einem – hoch liegenden – Plateau angekommen sind, lässt sich nicht eindeutig sagen.

Sicher ist, dass unser westlicher Lebensstil an einem Anstieg der Allergierate beteiligt ist. Aber spannend bleibt die Frage, womit das zusammenhängt. So gibt es im Norden von Europa einen Landstrich, die Karelia, der zur Hälfte zu Finnland und zur anderen Hälfte zu Russland gehört. Obwohl die klimatischen und vegetativen Bedingungen nahezu gleich sind, gibt es deutliche Unterschiede in der

Häufigkeit von Allergien. In einer Untersuchung an Schulkindern beider Länder zeigten knapp 30 Prozent der finnischen Kinder einen positiven Allergietest auf Birkenpollen, während es in der russischen Karelia nur zwei Prozent waren (von Herzten et al. 2007).

Auch für Deutschland lässt sich ein solcher Ost-West-Vergleich ziehen, denn selbst zwischen beiden deutschen Staaten unterschieden sich die Lebensbedingungen: Während kurz nach Öffnung der innerdeutschen Grenze jedes fünfte Schulkind in Leipzig positive Allergietestbefunde zeigte, reagierte innerhalb weniger Jahre – nicht Jahrzehnte! – schon jedes dritte Kind auf Allergietests positiv. Die Lebensstile haben sich rasant angeglichen. Heute weichen die Häufigkeiten zwischen Ost- und Westdeutschland kaum noch voneinander ab (Weißbuch Allergie 2009).

Es muss also – neben den Genen – Einflussfaktoren geben, die eine Allergieentstehung begünstigen. Und genau hier ist der Ansatzpunkt für präventive Maßnahmen und Konzepte. Allerdings ist das Thema Allergieprävention viel komplexer als man anfangs gedacht hatte. Auf den ersten Blick vielversprechende Ansätze haben sich inzwischen als Weg in die Sackgasse herausgestellt. Um den heutigen Stand des Wissens verstehen und umsetzen zu können, ist es sinnvoll, mit einem Blick in die Vergangenheit zu beginnen. Aber dafür benötigen Sie erst einmal einige allergologische Grundlagen.

Das kleine ABC der Allergie

Eine Einführung in die grundlegenden Begriffe und Mechanismen allergischer Reaktionen ist unumgänglich. Was ist eine Allergie? Wie entsteht sie? Geht sie wieder weg?

Das sind Fragen, die wir vorab klären sollten. Ein daran anschließender Blick in die Vergangenheit soll helfen, zu verstehen, warum die frühen Strategien zur Allergieprävention in vielen Bereichen nicht geholfen haben, die Allergierate zu senken. Aus den anfänglichen Fehleinschätzungen wollen wir lernen! Denn nur wenn wir verstehen, warum sich viele Konzepte als wirkungslos oder sogar kontraproduktiv herausgestellt haben, werden wir gemachte Fehler vermeiden und sinnvolle Maßnahmen ergreifen können.

2.1 Ein bisschen Theorie muss sein

Los geht's mit den absoluten »Basics«. Leider gerät schon bei den Grundlagen – selbst in Medizinerkreisen – häufig einiges durcheinander. Doch wie soll man etwas verstehen, wenn Begrifflichkeiten nicht klar definiert oder auch nicht laut Definition verwendet werden?

Vorweg der Normalfall: Nehmen wir mal das Beispiel Kuhmilch. Üblicherweise führt der Kontakt mit Kuhmilch dazu, dass das Immunsystem realisiert, Kuhmilch ist komplett harmlos. Weder das Trinken von Milch noch das Verspeisen eines Joghurts oder eines Stückes Käse führt zu Beschwerden. Medizinisch nennt man diesen Zustand Toleranz. Dies ist der Normalzustand, das Gegenteil von Allergie. Damit das Immunsystem nicht jedes Mal neu entscheiden muss, ob ein Fremdkörper neu oder bereits für den Körper bekannt ist, merkt es sich getroffene Entscheidungen mithilfe von sogenannten Antikörpern, auch Immunglobulin-G-(IgG)Antikörper genannt.

Die Klasse der IgG-Antikörper stellt die größte Immunglobulin-
gruppe in unserem Körper dar. Die Bildung dieser IgG-Antikörper
ist offenbar ein effektiver und bezüglich der Wiedererkennung ein
höchst entlastender Mechanismus unseres Körpers. Im Falle einer
Toleranz bilden sich vorwiegend sogenannte IgG4-Antikörper. Sie
haben keine krank machenden Eigenschaften und kommen im Körper in vielen Varianten vor.

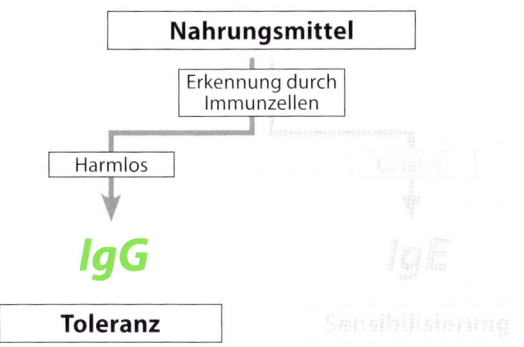

Abbildung 3:

Toleranzinduktion

Entscheidet sich aber das Immunsystem aufgrund einer Fehlsteu-
erung dafür, Kuhmilch nicht als harmlos, sondern als »Gefahr bringend« einzuschätzen, bildet es in einer sogenannten Sensibilisierungsphase Immunglobulin-E-(IgE)Antikörper gegen Kuhmilch. IgE-
Antikörper sind die kleinste, aber allergologisch wichtigste Gruppe
der Immunglobuline. IgE-Antikörper sind also Merkhilfen unseres
Körpers, um bestimmte Eiweiße (Proteine), besser gesagt bestimmte
Teilstücke an der Oberfläche von Proteinen in der Kuhmilch zu erkennen. Die Proteine werden als Allergene der Kuhmilch bezeichnet. Die
während der Sensibilisierungsphase gebildeten IgE-Antikörper richten sich nun ausschließlich gegen Kuhmilchallergene. Daher wird
auch von kuhmilchspezifischen IgE-Antikörpern gesprochen. Da sich
IgE-Antikörper immer nur bestimmte Bestandteile eines Lebensmit-
tels merken, ist gut nachvollziehbar, dass es pro Nahrungsmittel oft
mehrere »auffällige« Proteine, also Allergene, gibt.

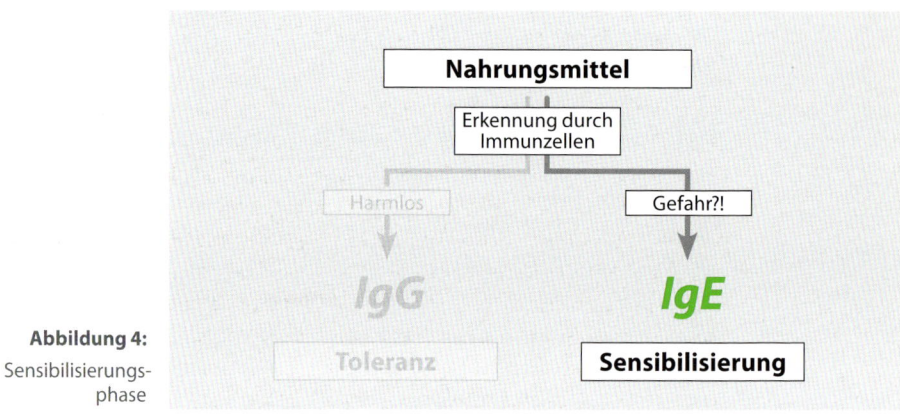

Abbildung 4:
Sensibilisierungs-
phase

Um überhaupt als möglicherweise gefährlich erkannt zu werden, müssen die Proteine eine bestimmte Mindestgröße besitzen. Ist das Eiweiß ganz stark aufgestückelt, sodass es nur noch in seinen kleinsten Bausteinen, den Aminosäuren, vorliegt, kann keine Allergenerkennung mehr stattfinden. Genau das hat man sich bei der Erfindung allergenarmer Säuglingsnahrungen zunutze gemacht. Aber dazu kommen wir später.

Wovon es abhängt, ob der Körper sich für den Weg der Toleranz oder für den der Sensibilisierung entscheidet, verstehen wir bis heute nur teilweise.

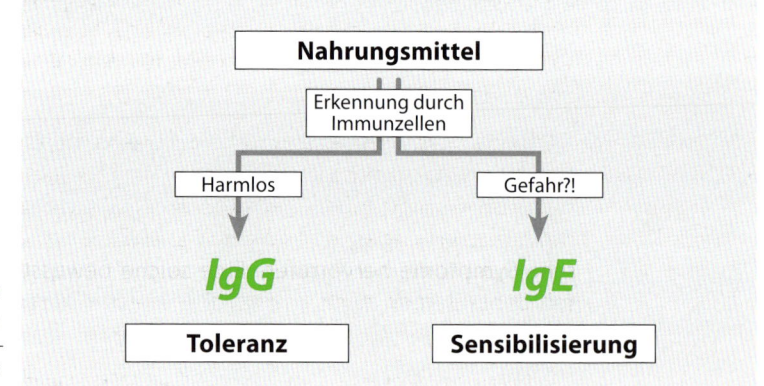

Abbildung 5:
Möglichkeiten
einer Immun-
antwort

Und jetzt wird es ein wenig kompliziert. Denn nun sind wir an dem Punkt angelangt, den auch Ärzte nicht immer scharf genug trennen:

Das Vorhandensein von IgE-Antikörpern lässt sich im Allergietest (auf der Haut oder im Blut) nachweisen. Aber damit ist noch nicht bewiesen, dass eine Allergie vorliegt! Es ist durchaus möglich, im Laufe des Lebens IgE-Antikörper gebildet zu haben, aber weder damals noch heute unter allergischen Symptomen zu leiden. Der Nachweis von IgE-Antikörpern ist lediglich der Beweis dafür, dass eine Sensibilisierung stattgefunden hat und der Betroffene in der Lage wäre, auf – in unserem Fall Kuhmilch – zu reagieren. Es besteht also eine Allergiebereitschaft. Aber nicht jeder, der sensibilisiert ist, zeigt auch wirklich allergische Beschwerden bei Kontakt mit dem entsprechenden Nahrungsmittel. Es gibt viele solcher stummen Sensibilisierungen. So wird häufig keine Reaktion beobachtet, wenn das Immunsystem nicht nur IgE, sondern gleichzeitig viel IgG4 gegen Milch gebildet hat und die Menge der IgG-Antikörper überwiegt.

> *Der Nachweis von IgE-Antikörpern im Hauttest oder im Bluttest heißt nicht, dass zwangsläufig eine Allergie gegen dieses Allergen vorliegt! Denn der Allergietest weist nur die Sensibilisierung, also das Vorhandensein von IgE-Antikörpern nach.*

Leider werden positive Allergietestergebnisse in der Praxis häufig als Beweis einer zugrunde liegenden Allergie gewertet und therapeutische Empfehlungen ausgesprochen, ohne dass der Nachweis erbracht wurde, dass durch die betreffenden Allergene tatsächlich Symptome ausgelöst werden.

Erst wenn der Allergenkontakt – in unserem Beispiel der Verzehr von Kuhmilch – jederzeit wiederholbar Beschwerden auslöst, spricht man von einer (Kuhmilch-)Allergie. Das heißt: Um den endgültigen Beweis zu erbringen, muss die gezielte Gabe von Kuhmilch allergische Symptome hervorrufen. Eine solche bewusste Konfrontation mit dem Allergen, auch als orale Provokation bezeichnet, sollte nur unter Aufsicht eines Allergologen erfolgen.

Die Diagnose »Kuhmilchallergie« gilt allerdings auch dann als bestätigt, wenn in der Vergangenheit der Verzehr von Kuhmilch zweifelsfrei zu schwerwiegenden Symptomen geführt hat und IgE-Antikörper gegen Kuhmilch nachgewiesen werden können.

Schon an dieser Stelle aber ein erfreuliches Wort zur Prognose: Kleinkindliche Allergien auf Grundnahrungsmittel, insbesondere auf Kuhmilch und Hühnerei, verschwinden häufig im Verlauf des Kleinkindalters wieder. Offensichtlich schafft es der Körper, nachträglich doch noch Toleranz auszubilden.

2.2 Allergierisiko – die Bedeutung der Vererbung

Wir wissen, dass die Vererbung bei der Allergieentstehung eine Rolle spielt. Liegt in der Kernfamilie, das heißt bei Vater, Mutter und/oder Geschwisterkind eine Erkrankung des atopischen Formenkreises vor, hat ein weiteres Familienmitglied ein erhöhtes Risiko, auch eine dieser Krankheiten zu entwickeln. Ist ein Elternteil allergisch, wird auch der Nachwuchs mit einer bestimmten Wahrscheinlichkeit allergisch werden. Und es gibt sogar Rechenbeispiele dafür: Leidet Vater oder Mutter unter Neurodermitis, Heuschnupfen, Asthma oder einer Nahrungsmittelallergie, wird auch das Kind zu 30 Prozent Allergiker. Haben Vater und Mutter sogar beide eine allergische Erkrankung, steigt das Risiko auf etwa 60 Prozent. Ist es bei beiden Eltern sogar das gleiche Krankheitsbild, sind es sogar 70 Prozent. Selbst die Allergie eines Geschwisterkindes erhöht das Risiko auf 25 Prozent. Wird Ihnen langsam mulmig zumute?

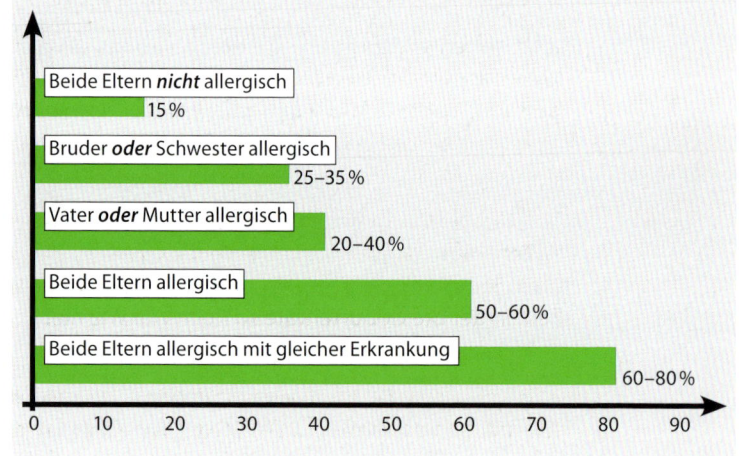

Abbildung 6:
Allergierisiko eines Säuglings (modifiziert nach Borowski und Schäfer 2005)

Was tun? Den Kopf in den Sand stecken und demütig das eigene Schicksal erwarten? Nein! Denn eines ist ja, wie erwähnt, inzwischen klar: Für Allergien sind nicht nur unsere Gene verantwortlich. Umwelteinflüsse sind ebenfalls an der Entstehung allergischer Erkrankungen beteiligt.

Kein Zweifel: Der frühe Kontakt mit gewissen Allergenen aus der Umgebung kann – wie in Kapitel 3 noch ausführlich beschrieben – das Allergierisiko erhöhen. Welchen Anteil diese Umweltfaktoren ausmachen, weiß bisher niemand genau. Denn Menschen sind ja keine Blumen, die man unter gleichbleibenden Umweltbedingungen hin und her kreuzt. Wäre das möglich, ließen sich genauere Aussagen über die Rolle der Genetik treffen. Aber so wissen wir doch gar nicht, wie hoch der Anteil der Vererbung wirklich ist. Wir können heute allerdings mit Sicherheit davon ausgehen, dass Umweltfaktoren sehr wohl einen Einfluss auf die Allergieentstehung haben – sonst bräuchten wir uns um das Thema Allergieprävention erst gar keine Gedanken zu machen.

Aus heutiger Sicht ist allerdings kaum nachzuvollziehen, dass Umwelteinflüsse bisher immer nur von der negativen Seite betrachtet wurden. Man hat immer nur geschaut, welche Faktoren ein Risiko darstellen. Inzwischen gibt es aber immer mehr Hinweise darauf, dass Umwelteinflüsse auch schützend wirken können! Aber darauf kommen wir später noch detaillierter zu sprechen.

Jetzt sehen wir uns erst einmal an, warum man überhaupt darauf kam, dass die Allergierate nicht nur von den genetischen Bedingungen abhängt, sondern auch andere Einflussfaktoren hat.

2.3 Der Blick in die Vergangenheit

Unter dem massiven Einfluss der Werbung in den 60er-Jahren war Stillen »out«. Stillrate und Stilldauer erreichten ein Rekordtief. Nur noch jedes zehnte Kind wurde mit Muttermilch ernährt – in einer Zeit, in der die Geburtenrate so hoch war wie nie!

Etwa zur gleichen Zeit wurde vermehrt über das Auftreten von Kuhmilchallergien bei Säuglingen berichtet. Für die Entstehung dieser Allergie schien insbesondere die frühe Gabe von Kuhmilch oder Säuglingsnahrungen aus Kuhmilch mit einem erhöhten Risiko einer Kuhmilchallergie verbunden zu sein.

Doch auch gestillte Säuglinge entwickelten in seltenen Fällen eine Kuhmilchallergie, die sich dann bereits bei der ersten Gabe von Kuhmilch im Rahmen der Beikost zeigte. Was bedeutet das?

Nach der geschilderten Theorie ist das nicht möglich. Allergische Symptome können grundsätzlich nur dann zustande kommen, wenn bereits IgE-Antikörper vorhanden sind. Kommt ein Säugling erstmalig mit Kuhmilch in Berührung und reagiert sofort, bedeutet das, dass er bereits IgE-Antikörper gegen Kuhmilch im Blut hat. Dafür gibt es nur eine Erklärung: Es muss schon während der Stillzeit ein Allergenkontakt und eine Sensibilisierung stattgefunden haben. Wie ist das möglich? Tatsächlich konnte in einigen Fällen zurückverfolgt werden, dass bereits vor der Stillzeit, nämlich in der Geburtsklinik im Verlauf der ersten Lebenstage, Kuhmilch gegeben wurde. Bei diesen Säuglingen war der Kuhmilchkontakt im Rahmen der Beikosteinführung also gar nicht das erste Mal.

Inzwischen ist darüber hinaus bekannt, dass auch in der Muttermilch Spuren von Kuhmilch vorkommen, nämlich dann, wenn die Mutter Milch und Milchprodukte verzehrt. Über diesen Umweg ist eine Sensibilisierung auch über die Muttermilch möglich. Allerdings sehr selten, wie man heute weiß.

Die ersten wissenschaftlichen Untersuchungen zur frühen Beikosteinführung zeigten schließlich auch noch, dass ein »zu früh« mit einer vermehrten Wahrscheinlichkeit für eine Allergieentwicklung verbunden war. Kinder, die vor dem dritten Lebensmonat neben ihrer Milch – egal, ob sie gestillt wurden oder Säuglingsnahrung aus der Flasche bekamen – noch andere Nahrungsmittel erhielten, entwickelten deutlich häufiger allergische Symptome als die mit ausschließlicher Milchernährung (Muttermilch/Säuglingsmilch).

Verlassen wir vorübergehend das Thema Ernährung. Es gibt ja noch eine ganze Reihe anderer Fremdstoffe, mit denen sich der Säugling auseinandersetzen muss. Und tatsächlich, auch in Bezug auf Umweltallergene wurden in Ländern mit westlichem Lebensstil Zusammenhänge zwischen Allergenexposition und einer hohen Allergierate gesehen: Beispielsweise beobachtete man, dass auffällig viele Säuglinge aus Neuseeland allergische Symptome entwickelten, vorwiegend in Form von Asthma. Und die Ursache schien schnell gefunden: Die Kinder schliefen traditionell auf Schaffellen. Die Hausstaubmilbenzahl auf diesen Schaffellen war immens.

Die Vermutung lag nahe, die hohe Milbenbelastung für die Allergie-entstehung verantwortlich zu machen. Dass diese Zusammenhänge zwar nicht falsch sind, aber Allergieentstehung sehr viel komplexer verläuft, wurde erst Jahre später deutlich.

Auch Haustiere schienen einen negativen Einfluss zu haben. Viele Untersuchungen zeigten, dass Kinder mit Haustieren häufiger unter Allergien litten als Kinder ohne Tierkontakt. Ähnlich wie bei den Hausstaubmilben zeigten Kinder mit Haustieren vor allem asthmatische Beschwerden. Bei dieser Beobachtung wurde allerdings lange ignoriert, dass es sich bei den betroffenen Kindern vor allem um Stadtkinder handelte, nicht aber um solche, die unter traditionellen bäuerlichen Bedingungen aufwuchsen.

Als man anfing, sich mit Allergieprävention zu beschäftigen, wurde zunächst vor allem der Zusammenhang zwischen Allergenkontakt – im Fachjargon wird von Exposition gesprochen – und der Entwicklung allergischer Erkrankungen gesehen. Zweifelsfrei ist eine Exposition notwendig, damit Allergien entstehen können. Inzwischen sind sich die Experten allerdings einig, dass es beim Thema Allergieprävention weniger um die Exposition geht, als darum, schützende Einflüsse, die offenbar im Laufe der Zeit verloren gegangen sind, wieder zu nutzen. Doch widmen wir uns erst einmal den Anfängen der Allergieprävention.

Der Weg in die Sackgasse

Heute wissen wir, dass die Anfänge der Allergieprävention ein Weg in die Sackgasse waren. Dennoch lohnt es sich, die Denkansätze von damals zu verstehen. Man sah einen Zusammenhang zwischen Allergenkontakt – egal, ob es sich um Lebensmittel, Tiere oder Hausstaubmilben handelte – und dem Auftreten von allergischen Erkrankungen. Unbestritten ist die Entwicklung einer Allergie nur möglich, wenn es einen Kontakt mit dem Allergen gibt. Aus diesem einseitigen Denken heraus lag es nahe, die Meidung von Allergenen zur zentralen Maßnahme der Allergievorbeugung zu machen. Langfristig ist es natürlich ein Wahnsinn, Meidung – im Medizinischen Karenz – als Stein der Weisen anzusehen. Wir können unserer Umwelt ja nicht aus dem Weg gehen. Außerdem wurde vollkommen ignoriert, dass es immer schon Allergenexposition gegeben hatte und die Ursachen für den deutlichen Anstieg allergischer Erkrankungen viel komplexer sein mussten.

3.1 Erste Versuche, Allergien vorzubeugen

Das Stichwort der anfänglichen Allergieprävention hieß Karenz. Dieser Meidungsansatz betraf verschiedene Bereiche: vor allem die Ernährung von Schwangeren und Stillenden sowie die Ernährung des Kindes. Aber auch Innenraumallergene, wie Hausstaub und Tierhaare sowie Tabakrauch sollten weitestgehend gemieden werden. Die meisten der Empfehlungen in Richtung Karenz stellten sich im Laufe der letzten Jahrzehnte als Irrweg und damit als wenig sinnvoll zur Vermeidung von Allergien heraus. In wenigen Bereichen lässt sich der Meidungsansatz heute noch rechtfertigen. Vor allem beim Thema Tabakrauch war und bleibt Karenz eine wirksame Maßnahme, um allergische Atemwegserkrankungen einzudämmen. Doch bevor wir uns der Gegenwart zuwenden, gilt es jetzt, die Denkansätze von damals nachzuvollziehen und zu verstehen, warum sie uns in eine Sackgasse geführt haben.

3.1.1 Das frühe Fläschchen

Meidung schien die Lösung zu sein. Und wenn eine frühe Kuhmilchgabe Allergien bewirkt, dann darf Kuhmilch nicht zu früh gegeben werden. Also wurde dafür geworben, Babys kein Fläschchen in den ersten Lebenstagen mehr zu geben. Diese Aktion ist auch aus heutiger Sicht nach wie vor sinnvoll!

Denn auch ohne das Thema Allergieprävention gibt es gute Gründe, das Fläschchen in den ersten Lebenstagen infrage zu stellen. Dass der junge Organismus möglicherweise noch gar nicht auf künstliche Nahrung eingestellt ist, liegt nahe:

Die Natur hat es so eingerichtet, dass der eigentliche Milcheinschuss der Mutter erst drei bis vier Tage nach der Geburt kommt. Ganz offensichtlich ist der Säugling in den ersten Lebenstagen nicht auf eine Nahrungsaufnahme eingerichtet. Folglich ist auch eine Gewichtsabnahme in den ersten Tagen nach der Geburt vollkommen normal. Bräuchte der Säugling von Anfang an gleich die normale Stillmenge von 800 bis 1.000 Milliliter pro Tag, hätte die Natur es vermutlich so eingerichtet, dass diese Milchmenge auch von Anfang an fließt.

Das Einzige, was ein gesunder Säugling kurz nach der Geburt braucht, sind die paar Tropfen Milch, die beim Saugen an der Brust der Mutter kommen. Denn diese Tropfen sind besonders wertvoll: In den ersten Stunden und Tagen nach der Geburt gibt die Brust die sehr eiweißreiche Kolostralmilch ab. Sie ist voll von Antikörpern und anderen Immunfaktoren. Bei Antikörpern sind vor allem die mütterlichen IgA-Antikörper relevant, die sich gegen Keime der Umgebung richten. IgA-Antikörper sind die zweitgrößte Antikörperfraktion, die in unserem Körper »herumschwimmt« und die als Schutzschicht auf allen Schleimhäuten wirkt. Die mütterlichen IgA-Antikörper schützen den kindlichen Organismus in den ersten zwei bis drei Lebenstagen, in denen der Darm noch durchlässig ist, vor den Keimen der Umwelt. Eine Impfung über die Muttermilch! Genial, oder? Ganz offensichtlich ist die gezielte Weitergabe von Immunfaktoren durch die Mutter an das Kind wichtiger für das Überleben als die Nahrungsaufnahme.

Doch da die Voraussetzung für die Aufnahme der Immunfaktoren aus der Kolostralmilch eine durchlässige Darmschleimhaut ist, wird auch klar, warum ein Fläschchen zu diesem Zeitpunkt nicht sinnvoll

ist. Denn wenn der Darm noch durchlässig für alle Sorten von Antikörpern ist, dann werden auch andere Eiweißbestandteile (zum
Beispiel aus der Säuglingsnahrung im Fläschchen) diese – noch nicht
voll ausgebildete – Darmschranke leicht überwinden und in den
Blutkreislauf münden können. Eine Allergiesensibilisierung zu diesem Zeitpunkt ist also sehr leicht möglich.

3.1.2 Säuglingsnahrungen

Aber nicht nur das Fläschchen in den allerersten Lebenstagen
stand – begründet – im Verdacht, die Zahl der Allergiker in die Höhe
zu treiben. Es wurde vermutet, dass flaschenernährte Kinder generell
eher zu Allergien neigten als gestillte.

*Die modernen Säuglingsnahrungen werden zwar aus Kuh-
milch hergestellt, haben aber eine andere Zusammensetzung
als das Ausgangsprodukt. Unveränderte Kuhmilch hat eine
ungünstige Eiweißzusammensetzung für Säuglinge. Sie ist
darüber hinaus insgesamt zu eiweißreich und enthält zu viele
Mineralstoffe. Ein Kälbchen muss eben schneller wachsen
als ein Säugling. Früher wurde Kuhmilch verdünnt, bevor sie
als Fläschchen gegeben wurde: die sogenannte Zwei-Drittel-
Milch. Damit wurde zwar der Eiweiß- und Mineralstoffgehalt
gemindert, aber die Eiweißzusammensetzung blieb
ungünstig. Die heutigen Säuglingsnahrungen ähneln in ihrer
Zusammensetzung so weit wie möglich der Muttermilch.*

Ein erhöhtes Allergierisiko bei flaschenernährten Kindern wurde darauf
zurückgeführt, dass Säuglingsnahrungen trotz Veränderungen in der
Zusammensetzung immer noch Allergene der Kuhmilch enthalten.
Diese Allergene konnten durch das kindliche Immunsystem erkannt
werden und zu einer Sensibilisierung und folglich auch zu allergischen
Reaktionen führen. In der Therapie von Kuhmilchallergikern setzte
man bereits erfolgreich spezielle Formulanahrungen ein, die ursprünglich für Säuglinge mit schweren Verdauungsstörungen konzipiert
worden waren. Diese Starkhydrolysate oder »extensiv hydrolysierten
Säuglingsnahrungen« zeichneten sich u. a. dadurch aus, dass Ihr
Eiweissanteil durch Hitze und/ oder durch Enzyme so weit aufgespal-
ten war, dass nur noch kleinste Eiweiß-Einheiten übrigblieben. Diese
Eiweißbruchstücke waren zu klein, um vom Immunsystem als Allergen

erkannt zu werden, und eigneten sich deshalb hervorragend zur Therapie von kuhmilchallergischen Kindern. Und so blieb es nicht beim therapeutischen Einsatz. Die Verfechter des Meidungsansatzes in der Allergieprävention sahen in den Starkhydrolysaten ein wirksames Wundermittel im Kampf gegen die Entwicklung allergischer Erkrankungen. Eine Kuhmilchallergie konnte sich ja nur entwickeln, wenn der Körper mit Kuhmilch in Kontakt kam. War es da nicht nahe liegend, ganz einfach Säuglingsnahrungen zu verwenden, die so stark verändertes Kuhmilcheiweiß enthielten, dass keine Sensibilisierung mehr möglich war?

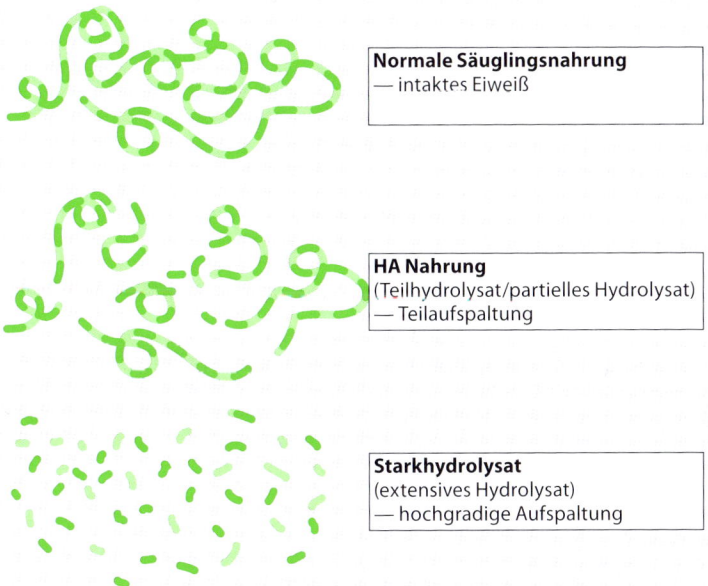

Normale Säuglingsnahrung
— intaktes Eiweiß

HA Nahrung
(Teilhydrolysat/partielles Hydrolysat)
— Teilaufspaltung

Starkhydrolysat
(extensives Hydrolysat)
— hochgradige Aufspaltung

Abbildung 7:
Eiweißstruktur
in Säuglings-
nahrungen

Schon damals gab es Forscher, die erkannten, dass die Förderung der Toleranzentwicklung wichtiger ist, als die Vorenthaltung potenter Allergene. Sie entwickelten Säuglingsmilchnahrungen, deren Kuhmilcheiweiß lange nicht so stark gespalten war, wie das der Starkhydrolysate. Sie nannten diese Teilhydrolysate »hypoallergene (HA) Nahrungen«. Für Kinder mit einer bestehenden Kuhmilchallergie waren die HA Nahrungen nicht geeignet. Denn diese enthielten immer noch genügend Kuhmilchallergene, um allergische Symptome auszulösen. Doch gerade darauf beruhte ihr Effekt, Toleranzentwicklung zu fördern, der im Tierversuch nachgewiesen werden konnte: Wurden die Tiere mit diesen neu entwickelten HA Nahrungen gefüttert, entwickelten sie seltener Allergien und waren toleranter gegenüber ihrer Umwelt. Die Eiweissbruchstücke waren zu klein, um leicht zu sensibilisieren, aber groß genug, um Toleranz zu lernen. Darüber hinaus waren die HA Nahrungen billiger als Starkhydrolysate und weniger bitter. Aufgrund ihres niedrigeren Preises setzte sich der Einsatz der Teilhydrolysate durch, obwohl die Wissenschaft damals noch eher zu den Starkhydrolysaten neigte und die positive Wirkung der HA Nahrungen lange anzweifelte.

Die sichere Präventionsstrategie für flaschenernährte Kinder schien gefunden: HA Nahrungen oder noch besser Starkhydrolysate. Das einzige Problem bestand in ihrem Geschmack bzw. Geruch: Sie schmeckten mehr oder weniger bitter und rochen wie saure Milch. Mütter und Väter litten oft beim Zubereiten der Flasche. Erstaunlicherweise störte das die Näschen und Zungen der meisten Säuglinge überhaupt nicht.

3.1.3 Soja als Alternative?

Und wenn die Kuhmilch als Vermeidungsstrategie ganz aus dem Speiseplan gestrichen wird und Sojanahrung ihren Platz einnimmt – was dann? Vorübergehend schien damit die Lösung des Problems der schlecht riechenden und bitter schmeckenden Fläschchen gefunden zu sein. Man gab den Kindern alternativ zu Säuglingsnahrungen auf Kuhmilchbasis solche, die aus Soja hergestellt wurden. Die Sojanahrungen schmeckten deutlich besser und enthielten definitiv keine Kuhmilchallergene. Der Entstehung einer Kuhmilchallergie war also vorgebeugt. Leider stellte sich auch Soja schnell als potentes Nahrungsmittelallergen heraus. Insbesondere Risikokinder (in diesem Fall solche Kinder, die schon eine Kuhmilchallergie ausgebildet hatten), die Soja bereits im ersten Lebenshalbjahr erhielten, entwickelten in einem Viertel der Fälle allergische Symptome nach dem Verzehr dieser Säuglingsnahrungen. Schnell wurde deutlich, dass Soja ein ebenso hohes Allergiepotenzial zu haben schien wie Kuhmilch. Damit war die Eignung als Kuhmilchersatz im Säuglingsalter nicht mehr gegeben. Man musste erkennen: Allergieprävention im Säuglingsalter stellte sich komplexer dar, als ursprünglich angenommen, und Meidungsstrategien wurden immer komplizierter.

3.1.4 Meidungsempfehlungen für die Mutter

Immer noch gab es ein Problem mit den gestillten Säuglingen. Stillen galt zwar als richtig und sinnvoll. Selbst nach der Schadstoffdebatte in den 70er-Jahren war man sich einig, dass der Nutzen des Stillens gegenüber den möglichen Risiken weit überwiegt. An diesem Grundsatz lässt sich übrigens auch mit dem heute vorliegenden Wissen nicht rütteln. Aber als dann bekannt wurde, dass Allergene über die Muttermilch an den Säugling herangetragen wurden, galt es, dafür zu sorgen, dass das nicht passierte. Da Kuhmilch und Hühnerei die Hitliste der Nahrungsmittelallergene im Kindesalter anführten, sprach man für beide Lebensmittel ganz einfach eine Meidungsempfehlung für Stillende aus: keine Eier, keine Kuhmilch und keine Milchprodukte! Getreu der Devise: Was dem Säugling – über die Muttermilch – nicht angeboten wird, könne ihn auch nicht allergisch machen. Später kamen Soja und Weizen hinzu. Aber nicht genug mit den Vieren – alles wohlgemerkt Grundnahrungsmittel! Auch Nüsse, Erdnüsse und Fisch waren als potenzielle Allergene bekannt und zwar als solche, die schwerste Reaktionen auslösen konnten. Auch sie kamen flugs auf die Verbotsliste. Und da man nicht wusste, ob die Sensibilisierung nicht doch vielleicht schon im Mutterleib stattfinden könnte, wurde der Zeitraum der Meidung gleich auf die Schwangerschaft – zumindest auf das letzte Schwangerschaftsdrittel – verlängert. Auf Basis des damaligen Wissens um Allergievorbeugung mag diese Empfehlung plausibel gewesen sein. Aber offenbar dachte damals kaum jemand an eine nährstoffdeckende Versorgung in einer so wichtigen Lebensphase wie Schwangerschaft und Stillzeit!

3.1.5 Beikost mit Verboten

Nun wollte man natürlich auch in den ersten Lebensmonaten des Kindes nichts falsch machen. Und was für Schwangere und Stillende sinnvoll war, machte dann wohl auch für den Säugling Sinn! Außerdem »wusste« man ja, dass die »frühe« Beikosteinführung Allergien hervorruft. Problematisch aus heutiger Sicht ist die Interpretation des Begriffes »früh«. Die vorliegenden Studien hatten die Effekte der Einführung von Beikost um den dritten Lebensmonat herum untersucht. Die daraus abgeleitete Empfehlung für Kinder mit Allergierisiko aber lautete: Beikost erst nach dem sechsten Lebensmonat einführen! Die Vollstillzeit wurde also »sicherheitshalber« – ohne wissenschaftliche Basis – um drei Monate verlängert.

Dieses Vorgehen war gut gemeint, stellt sich aber mit heutigem Wissen als nicht sinnvoll dar. Und da man sich damals bezüglich der häufigsten Allergene ganz sicher sein wollte, dass diese nicht zu früh in der Ernährung des Kindes auftauchten, riet man Risikofamilien, mit Milch, Weizen und Soja erst nach einem Jahr, mit Fisch und Ei sogar erst nach zwei bis drei Jahren zu beginnen. Nüsse sollten möglichst über das gesamte Kleinkindalter gemieden werden. Damit wurden wichtige Grundnahrungsmittel beziehungsweise häufig vorkommende Zutaten in verarbeiteten und verpackten Lebensmitteln mal eben vom Speiseplan der Kinder gestrichen. Wie Kinder bei diesen Empfehlungen ausreichend versorgt werden und gut gedeihen sollten, fragte sich damals offenbar niemand.

3.1.6 Ernährung: Ein Sicherheitsrisiko?

So führte die stets vorhandene Angst vor Allergien dazu, dass Schwangeren und Stillenden, Säuglingen und Kleinkindern wichtige Lebensmittel, die entscheidend zu einer ausreichenden Nährstoffdeckung beigetragen hätten, »vorenthalten« wurden. Nicht nur die notwendige Versorgung mit Eiweiß war gefährdet, auch Calcium, Jod, hochwertige Fettsäuren und viele Nährstoffe mehr waren unter einer derart eingeschränkten Kost kaum zu decken. In den wissenschaftlichen Untersuchungen zur diätetischen Allergieprävention wurde – zumindest im Idealfall – über intensive Ernährungsberatung und -betreuung der Studienteilnehmer auf eine ausreichende Versorgung geachtet. Doch die Empfehlungen, die an die Bevölkerung herausgegeben wurden, enthielten nur selten die Aufforderung, sich in die Hände von professionellen Ernährungsfachkräften zu begeben, um eine bedarfsdeckende Nährstoffzufuhr zu gewährleisten. In der Hoffnung auf Allergieprävention wurde der Mangelernährung von Mutter und Kind Tür und Tor geöffnet. Aber das war noch nicht alles!

3.1.7 Hausstaubmilben ade

Aus Angst vor allergischen Atemwegserkrankungen wurde Risikofamilien die Empfehlung gegeben, auf eine hausstaubmilbenarme Wohnumgebung zu achten – insbesondere im Kinderzimmer. Auch bei diesem Tipp hat sich offensichtlich keiner Gedanken gemacht, wie das umzusetzen ist. Wie bekomme ich denn meinen Wohnraum hausstaubmilbenarm? Zuerst einmal muss ein neuer Staubsauger her, denn die herkömmlichen pusten hinten mehr Dreck in die Luft als vorne weggesaugt wird. Der Teppichboden sollte lieber gegen einen glatten Fußboden ausgetauscht werden. Haben Sie Laminat oder Parkett in der Wohnung? Wissen Sie, wie frustrierend es ist, diese Böden sauber und staubfrei zu halten? Das geht eigentlich nur, wenn Sie jeden Tag feucht wischen. Diese Empfehlung wurde selten mitgegeben. Außerdem ist sie kaum umsetzbar. Hier stehen wissenschaftliche Untersuchungsergebnisse völlig im Gegensatz zur täglichen Nutzanwendung. Gerade die Forderung nach stets staubfreiem Laminat und glatten Fußböden in Kinderzimmern gleicht einer Empfehlung aus dem Elfenbeinturm: Sie geht völlig an der Realität vorbei!

Und dann die Betten: Bettwäsche einmal wöchentlich bei 60 °C, lieber noch bei 95 °C waschen: Erstens ist dieser Tipp nur wirkungsvoll, wenn auch das Inlet mitgewaschen wird. Und welche haushaltsübliche Waschmaschine fasst schon eine 1,35 x 2,00 Meter große Bettdecke ohne Schaden? Außerdem sollte man sich bei dieser Empfehlung die Frage stellen, welche Hausfrau oder welcher Hausmann diesen Arbeitsaufwand neben der alltäglichen Arbeit leisten kann. Auch wirtschaftlich ein Wahnsinn, denn wie hoch schätzen Sie Ihren Strom- und Wasserverbrauch bei dieser Präventionsstrategie?

Bei Kuscheltieren war es dann noch komplizierter. Diese sollten erst eingefroren und danach heiß gewaschen werden. Mit anderen Worten: nur waschbare Kuscheltiere für den kleinen Liebling kaufen. Wenn eine solche Maßnahme konsequent umgesetzt werden soll, bedeutet das, die meisten Geschenke von Familie und Freunden als »untauglich« zurückzuweisen. Stellen Sie sich außerdem das Drama vor, wenn das Lieblingskuscheltier für ein paar Tage »auf Reisen« in Gefrierschrank, Waschmaschine und Trockner geht.

Die Liste der Konsequenzen, die eine Forderung nach Hausstaubmilbenreduktion nach sich zieht, ist lang. Und das alles sollte vorbeugend, vor Eintritt einer allergischen Erkrankung, umgesetzt werden. Es geht bei den Empfehlungen nicht um eine tatsächlich vorhandene Hausstaubmilbenallergie mit schwerwiegenden Symptomen, die diesen immensen Zeitaufwand sogar rechtfertigen würde. Nein, es geht um Vorbeugung. Ein hoher Leidensdruck, den Sie auf sich nehmen müssten, um eine solche Empfehlung konsequent umzusetzen, oder? Und das mit fraglichem Nutzen.

3.1.8 Kinder ODER Tiere

In Innenräumen gab es allerdings nicht nur Hausstaubmilben, sondern manchmal auch Tiere. Die Haare dieser Mitbewohner konnten auch Allergien hervorrufen. Folglich mussten auch Tiere weg. »In Haushalten mit Kindern gehören keine Tiere« oder so ähnlich … Auch bei den Tieren wurde allein der Zusammenhang zwischen Exposition und der Entstehung einer Allergie gesehen. Ein Kontakt mit Tierhaaren war die Voraussetzung für eine Tierhaarallergie. Das ist unbestritten richtig. Doch es wurde kaum beachtet, dass grundsätzlich nur ein kleiner Teil der Tierbesitzer Allergien gegen ihr Tier entwickelt.

Haben Sie ein Haustier? Wie schwer würde es Ihnen fallen, dieses wegzugeben? Einfach aus dem vagen Verdacht heraus, dass Ihr Kind gegen die Tierhaare allergisch werden könnte? Heute sind Haustiere ja nur noch selten Nutztiere. Sie bewachen nicht vorrangig Haus und Hof oder fangen die lästigen Mäuse weg. Sie sind Freunde, Wegbegleiter, der tägliche Antrieb für einen ausgedehnten Spaziergang und vieles mehr. Noch schwieriger wurde es, ein Haustier wegzugeben, wenn bereits Kinder da waren. Kinder, die eine innige Beziehung zu dem Tier hatten. Die ohnehin nicht immer bestehende Vorfreude auf ein Geschwisterkind wurde dann noch durch die Abschaffung des geliebten Tieres getrübt! Das waren oftmals schwere Entscheidungen. Und auch an dieser Stelle sei noch einmal betont, dass es nicht um eine therapeutisch notwendige Meidung geht, weil eine Tierhaarallergie bei einem Familienmitglied vorliegt. Wir sprechen immer noch ausschließlich von Vorbeugung!

Im Nachhinein kann einem schon etwas schummerig vor Augen werden, wenn man sich diese Meidungsempfehlungen in Gänze vor Augen führt.

3.1.9 Innenräume ohne blauen Dunst

Schließlich und endlich das Thema Rauchen. Bezeichnenderweise wird die Empfehlung »Keine Tabakrauchbelastung für Mutter und Kind!« oft nur in einem Nebensatz erwähnt. Als Nichtraucher ist es schwierig nachzuvollziehen, dass es solch einer Aufforderung überhaupt bedarf. Umso erschreckender, dass gerade diese Maßnahme oftmals nur halbherzig durchgeführt wird. Diese Empfehlung hatte und hat immer noch am meisten Berechtigung aufgrund der wissenschaftlichen Beweislage. Trotzdem ist sie offenbar am schwierigsten umzusetzen. Angesichts der hohen Belastungen durch die

Veränderungen in der Wohnumgebung und bei der Ernährung nahmen möglicherweise viele rauchende Eltern die Zigarette als das »kleinste Übel« in Kauf. Mit der Argumentation, schon genug auf sich genommen zu haben, wurde die Zigarette als »Das gönne ich mir weiterhin« gerechtfertigt. Gerade für die Väter war es oftmals schwierig zu verstehen, warum auch sie auf ihren Glimmstängel verzichten sollten. Wer kennt sie nicht: die Väter, die – mit einem Fuß im Zimmer und mit dem anderen auf dem Balkon stehend – versichern, sie rauchten immer draußen. Das Zitat aus dem Abschnitt zu den Haustieren passt viel besser auf das Rauchen: »In Haushalte mit Kindern gehört kein Tabakrauch.« Und zwar nicht nur bei Allergierisiko! Tabakrauch ist eine permanente Gesundheitsgefährdung. Und wie schon erwähnt – von allen Empfehlungen, die allergiepräventiv sinnvoll sind, ist die Meidung von Tabakrauch eine der wichtigsten. Daher haben wir diesem Thema das ganze Kapitel 10 gewidmet!

3.2 Meidung ist noch heute an der Tagesordnung

Sie haben sich beim Lesen dieses Kapitels sicher schon mehrmals gefragt, wie junge Familien diesen Wahnsinn umsetzen konnten. Doch auch heute kursieren noch viele der genannten Empfehlungen zur Allergenmeidung. Und nicht selten werden diese Maßnahmen sogar noch erweitert. Getreu dem Motto, das jahrelang überzeugte: »Weniger ist mehr.« Vor allem, was die Ernährung der Säuglinge und Kleinkinder angeht, wird die Liste der zu meidenden Nahrungsmittel trotzdem immer länger – auch wenn die Logik dahinter längst nicht mehr nachvollziehbar ist: So werden statt Kuhmilch und Kuhmilchprodukten diverse Ziegen-, Stuten- oder Schafsmilchprodukte und deren angeblich ach so allergiearme Eigenschaften angepriesen. Aber aufgepasst: Da auch diese Säugermilchen das Hauptallergen der Kuhmilch, das Kasein, in ganz ähnlicher Weise enthalten, ist nicht nachvollziehbar, dass diese Milchen weniger allergen sein sollen als Kuhmilch. Und sie sind es auch nicht! Andere verfechten die Meinung, dass – wenn Milch und Ei Allergien auslösen – sicher auch Fleisch – ist ja auch ein tierisches Eiweiß – ein Allergierisiko darstellt. Vegane Ernährung als Allergieprävention?? Die weit verbreitete Meinung, pflanzliche Lebensmittel seien für einen jungen Organismus besser zu verwerten als tierische, schließt sich an diesen Gedanken an. Sie ist aber geradezu grotesk, wenn man ein wenig von Verdauungsprozessen bei unseren Kindern versteht. Warum sollten wir tierische Produkte schlechter aufnehmen können und eher als Gefahr bringend einschätzen als pflanzliche? Stammen wir von Tieren oder von Pflanzen ab? Eine Verteufelung tierischer Lebensmittel ist gerade in der Säuglingsernährung vollkommen fehl am Platz. Gerade Eisen und Zink, zwei wichtige Nährstoffe in der frühkindlichen Ernährung, können über Fleisch am besten aufgenommen werden.

Doch auch das Pflanzenreich bleibt von Meidungsempfehlungen nicht vollkommen verschont. Ganz oben auf der »Verbotsliste« steht die Karotte. Traditionell ist die Möhre das erste Lebensmittel der Beikost. Sie ist ein bisschen süß, macht den Stuhl etwas fester und ist fertig zubereitet in kleinen Gläschen zu kaufen. Vermutlich sind es sogar gerade diese Tatsachen, denen die Karotte ihr schlechtes Image zu verdanken hat.

Aber es gibt noch mehr Hintergründe für diese »Bedenken«:

- Durch die festere Beschaffenheit des Stuhls kommt es vorübergehend bei einigen Kindern zur Verstopfung. Sie wird oft vorschnell als krankhaft und als Folge einer Nahrungsmittelallergie bewertet. Besonders, wenn gleichzeitig auch der Po des Kindes gerötet oder wund ist, wird oftmals die Ursache in einer Nahrungsmittelallergie gesehen.

- Gerade zu Beginn der Beikosteinführung steht immer die Frage im Raum: selbst kochen oder Gläschen? Dahinter verbirgt sich die Angst, Allergien würden durch die industrielle Verarbeitung hervorgerufen. Diese Angst bezieht sich meistens auf Zusatzstoffe und andere technologische Hilfsmittel, die im Säuglingsalter nur extrem selten relevant sind. Klassische Auslöser einer Nahrungsmittelallergie im Säuglings- und Kleinkindalter sind Grundnahrungsmittel.

- Karotte wird insbesondere von Müttern und Vätern mit einer pollenassoziierten Nahrungsmittelallergie* ungern gefüttert, da sie selbst Probleme beim Verzehr dieses Gemüses haben. Folglich wird aus vermeintlichen Vorsorgegründen – ohne klare wissenschaftliche Begründung – auf die Karotte verzichtet. An dieser Stelle sei noch einmal darauf hingewiesen: Vererbt wird die Bereitschaft, eine allergische Erkrankung zu entwickeln, NICHT die Allergie selbst. Wenn Sie beispielsweise Möhren roh nicht vertragen, so gibt es keinen Grund, Ihrem Kind diese vorzuenthalten. Denn Sie vererben nicht die Birkenpollenallergie und schon gar nicht, dass Karotte nicht vertragen wird.

*Personen, die gegen Pollen allergisch sind, zeigen häufig auch Symptome, wenn sie bestimmte Nahrungsmittel essen. Beispielsweise vertragen Birken- oder Beifusspollenallergiker häufig keine rohe Karotte.

Da alle Veränderungen, die mit Beginn der Löffelfütterung beobachtet werden, aus der Sicht besorgter Eltern »zwangsläufig« auf das neue Lebensmittel zurückzuführen sein müssen, hat die Möhre nach wie vor einen schweren Stand. Beim festeren und manchmal zu festem Stuhl ist es sicher gerechtfertigt, die Ursache in dem Möhrenbrei zu suchen. Doch der Grund liegt vor allem in der stuhlfestigenden Wirkung, nicht aber in einer Nahrungsmittelallergie. Auch für Hautrötungen, wunde Babypos und Schwierigkeiten mit der Löffelfütterung gibt es oft sehr viel plausiblere Gründe als eine Nahrungsmittelallergie. Trotzdem hält sich die Karotte seit langem standhaft auf der Liste der zu meidenden Lebensmittel.

Ein weiteres Lebensmittel auf der »Verbotsliste« ist bis heute der Weizen. Die Empfehlung, diesen zu meiden, erweiterte sich irgendwann auf einen konkreten Inhaltsstoff im Weizen, das Gluten. Dieses Klebereiweiß wird von vielen jungen Familien fast noch konsequenter gemieden als wichtige Nahrungsmittelallergene – oftmals sogar ohne die Erkrankung zu kennen, die damit verhindert werden soll.

Gluten ist ein Eiweiß, das sich in allen heimischen Getreidesorten, also Weizen, Roggen und Gerste, findet und für die Entstehung einer Zöliakie verantwortlich ist. Die Zöliakie ist nicht mit einer Allergie zu vergleichen. Es handelt sich um eine schwerwiegende Dünndarmerkrankung, die nur über eine lebenslange Ernährungsumstellung therapierbar ist. Das Risiko, an einer Zöliakie zu erkranken, ist allerdings bei weitem nicht so hoch wie das, eine Allergie zu entwickeln.

Obwohl allergiegefährdete Säuglinge in keiner Weise gefährdeter sind als andere Säuglinge, eine Zöliakie auszubilden, hält sich bis heute standhaft die Meinung, Gluten sei bis zum Ende des ersten Lebensjahres zu meiden. Der Verzicht auf dieses Eiweiß im ersten Lebensjahr beziehungsweise die sehr verzögerte Gabe von Gluten ist nach neueren Erkenntnissen aber nicht einmal zur Verhinderung einer Zöliakie sinnvoll.

Da Gluten kein Allergen ist und eine Meidung nicht auf die Verhinderung von Allergien abzielt, verlassen wir dieses Thema vorerst. Am Ende dieses Buches (Kapitel 12) wird es allerdings noch einmal zur Sprache kommen …

Aber nicht nur auf dem Gebiet der Ernährung wird vermeintliche Allergieprävention betrieben. Immer noch werden ganze Wohnungen saniert, Tiere abgeschafft und vieles mehr, weil die Angst vor allergischen Atemwegserkrankungen nach wie vor groß ist und man meint, mit diesen Maßnahmen den Schlüssel zur Lösung gefunden zu haben. In der täglichen Umsetzung hapert es allerdings oftmals. Täglich wischen, wöchentlich Bettwäsche neu beziehen und die gebrauchte heiß waschen, nicht mehr rauchen …

Für viele Menschen sind dies lebensfremde Empfehlungen. Lebensstilveränderungen sind eben die schwierigsten. Umso sinnvoller ist es, sich in Zukunft nur auf die Maßnahmen zu beschränken, die wirklich wirksam sind.

3.3 Heißt Allergieprävention wirklich Verzicht?

Um diese Frage beantworten zu können, gilt es zu klären, wie hoch der Nutzen und wie groß die Einschränkungen der einzelnen Maßnahmen sind. Einfacher ausgedrückt: Was erwarte ich, wenn ich eine Empfehlung zur Allergieprävention umsetze? Wie hoch ist die Wahrscheinlichkeit, dass meine Erwartung auch eintritt? Und wie hoch ist der Leidensdruck? Also welchen »Preis« »zahle« ich dafür? Im Bereich Ernährung erhöht das Risiko einer mangelhaften Nährstoffversorgung für Mutter und Kind den Preis erheblich. Doch damit nicht genug – wenden wir uns einmal der Umsetzbarkeit von Meidungsempfehlungen im Alltag zu.

Eine Schwangere mag – zumindest beim ersten Kind – noch die Muße haben, sich sehr zeitaufwendig um die eigene Ernährung zu kümmern. Denn Meidung konsequent durchzuführen, bedeutet auch, viel Zeit zu investieren.

- Es heißt: Zutatenlisten lesen – und zwar bei jedem verpackten Produkt, das im Einkaufskorb landet.

- Es heißt, ständig nachzufragen, ob beim Bäcker, Metzger oder im Restaurant. Selbst das Essen bei Freunden kann zum Problem werden.

- Und es bedeutet, ständig Verzicht zu üben.

Spätestens in der Stillzeit wird eine umfangreiche Meidung zu einem richtigen Problem. Der Tagesablauf ändert sich komplett. Nicht selten muss das Frühstück einer jungen Mutter bis zum Abend warten, weil »einfach keine Zeit dafür war …«.

Die Wohnung sieht möglicherweise auch nicht so sauber und ordentlich aus wie sonst. Und vor allem: Die junge Mutter befindet sich mitten in einem nicht vertrauten Lebensabschnitt, der ganz neue Anforderungen mit sich bringt. In dieser Zeit ist es eine enorme zusätzliche Anstrengung, auch noch eine vorbeugende Allergenmeidung zu betreiben. Für viele Eltern sind die Anforderungen in dieser Lebensphase bereits hoch genug.

Aktuelle Erkenntnisse zur Allergieentstehung bestärken die Zweifel an umfangreichen Karenzempfehlungen. Experten sind sich einig, dass das Thema Allergieprävention viel komplexer ist als ursprünglich gedacht und ganzheitlich betrachtet werden muss. Eine solche umfassende Betrachtungsweise möchten wir im folgenden Kapitel noch ausweiten und einige grundsätzliche Überlegungen zu Schwangerschaft, Stillzeit und den Babyjahren anstellen. Denn die Maßnahmen der Allergieprävention betreffen eine äußerst empfindliche Phase im Leben eines Menschen. Es geht um Wachsen und Gedeihen eines jungen Organismus – sowohl im Mutterleib als auch nach der Geburt. Es entstehen Prägungen, die das spätere Leben beeinflussen. Diese Zeit sollte gut vorbereitet sein – unabhängig vom bestehenden Allergierisiko.

Kinder – eine verantwortungsvolle Aufgabe

Der Anfang jeder Familie sind zwei! Während sich das Kind ankündigt, durchlaufen werdende Eltern in den folgenden neun Monaten einen Reifungsprozess, der seinesgleichen sucht. Vielleicht war das Kind lang ersehnt, und der Traum ist endlich wahr geworden. Vielleicht kam es aber ganz unerwartet und hat Ihre Lebensplanung auf den Kopf gestellt. Ein kleines Wunder, an dessen Entstehung und Entwicklung Sie beteiligt sind, wächst jetzt im Bauch der Mutter heran. Sie blicken der Zukunft mit Neugierde, Erwartung und Freude, aber sicherlich auch mit gemischten Gefühlen entgegen. Es wird sich vieles in Ihrem Leben ändern. Von nun an gibt es noch jemanden, für den Sie sorgen müssen. Und beide – werdender Vater und werdende Mutter – müssen sich mit ihrer neuen Aufgabe und den anstehenden Veränderungen auseinandersetzen. Unsicherheiten und Ängste gehören genauso dazu wie Glücksgefühle und wachsende Zuneigung für das Kind. Die Liebe der Eltern zu Ihrem Kind ist etwas unvergleichlich Schönes. Eine bedingungslose Liebe ohne Wenn und Aber. Sie ist geprägt durch Freude, Wärme, Ehrfurcht und dem Wunsch, das kleine Wesen zu beschützen, für es zu sorgen und ihm nah zu sein.

4.1 Schwangerschaft – die Basis legen

Die Schwangerschaft: Eine ganz wichtige Phase für die werdenden Eltern. Beide müssen sich auf das Neue, das Unbekannte, einstellen. Während der kommenden neun Monate sollten Sie sich viel Zeit für die Auseinandersetzung mit der bevorstehenden Aufgabe und für den Austausch mit Ihrem Partner nehmen. Aus einem Paar wird eine Familie. Gerade jetzt erleben viele Paare ein intensives Miteinander, ein Zusammenwachsen. Sie werden als Familie weniger Zeit füreinander als Paar haben, aber Ihre Beziehung wird an Intensität gewinnen. Neben der gedanklichen und emotionalen Vorbereitung auf das Kind und die neue Verantwortung geht es für die Frau aber auch darum, den eigenen Körper und dessen Sprache neu zu entdecken. Durch die hormonellen Umstellungen brauchen Sie vermutlich sehr viel mehr Ruhe und Entspannung als vorher. Sie merken, dass Ihr Körper nicht mehr so »funktioniert« wie früher, erscheinen sich selbst weniger belastbar. Und das häufig schon in einer Zeit, in der Ihre Umwelt noch nichts von der Schwangerschaft weiß. Manchmal reagiert der Körper auch paradox. Jetzt, wo Sie ganz besonders für sich sorgen wollen und sich viel Gutes tun wollen, nimmt Ihr Körper das nicht an. Ihnen ist manchmal übel, Sie fühlen sich vielleicht unwohl, Ihr Kreislauf macht nicht mit. Oft stellt sich die Frage einer ausreichenden Versorgung für den eigenen Körper, aber natürlich auch für das Kind in Ihrem Bauch. Das ist in den meisten Fällen unbegründet. Denn in der Regel verschwinden diese Probleme im Laufe der ersten vier Monate und beeinträchtigen die Entwicklung Ihres Kindes nicht.

Auch werdenden Vätern bekommt es gut, in sich hinein zu hören und sich darüber klar zu werden, was Sie sich wünschen und was Sie fühlen. Die Geburt des eigenen Kindes ist auch für werdende Väter eine einmalige Chance, sich mit sich selbst auseinanderzusetzen. Durch das Kind wird sich auch in der partnerschaftlichen Beziehung einiges verändern. Die mangelnde Zeit für Zweisamkeit stellt die Partnerschaft manchmal auf eine Probe und fordert von beiden Seiten, immer wieder aufeinander zuzugehen, auch wenn man sich mal »abgeschoben« fühlt. Helfen Sie einander, sich Freiräume für Sie als Paar zu schaffen und zu nutzen.

4.1.1 Im eigenen Körper – Veränderungen erleben

Wie gut, dass das Kind im Bauch der Mutter langsam heranwächst. Sie spüren zwar noch nichts von Ihrem Kind, aber trotzdem vollzieht sich da eine rasante Entwicklung: Die Zeit von neun Monaten braucht nicht nur Ihr Nachwuchs, um sich voll zu entwickeln. Auch Ihr Körper kann die Umstellung nicht von einem auf den anderen Tag leisten. Zu Beginn der Schwangerschaft sind es vor allem hormonelle Veränderungen, die Sie bemerken werden. Sie sind müde und kommen

morgens nicht aus dem Bett. Ihnen ist oft schwindelig. Sie fühlen
sich »anders« als sonst. Vielleicht sind das auch Symptome, die Sie
bereits bemerkt haben, bevor Sie wussten, dass Sie schwanger sind.
Damit die Gebärmutter und das Kind in Ihrem Bauch wachsen können, wird viel Sauerstoff benötigt. Um diesen bereitzustellen, schlägt
Ihr Herz schneller und pumpt mehr Blut durch den Kreislauf. In der
Umstellungsphase kann es durch einen sinkenden Blutdruck leicht
zu Abgeschlagenheit, Kopfschmerzen und Schwindel kommen.

In der frühen Schwangerschaft kommt oft Übelkeit hinzu. Nehmen
Sie sich – so weit möglich – die Zeit zur Entspannung. Ruhe und
Bewegung sollten in einem guten Wechsel zueinander stehen.
Gehen Sie bewusst mit sich um. Tanken Sie frische Luft. Und gehen
Sie in die Sonne – vorausgesetzt, sie scheint. Nutzen Sie diese Kraft-
quellen, gerade, wenn Ihr Körper Essen vorübergehend als Energie-
spender ablehnt. Sobald Ihnen wieder nach Essen zumute ist, sollten
Sie besonders in dieser Lebensphase auf Ihre Ernährung achten (siehe
Kap 4.1.3). Denn alles, was Ihr Kind für sein Wachstum braucht, muss
durch Ihren Körper bereitgestellt werden. Dafür ist nicht nur Energie,
sondern auch eine gute Deckung mit Nährstoffen erforderlich.

Schwangerschaftsyoga, Shiatsu, Schwangerschaftsgymnastik und
andere körperbetonte Angebote können Sie darin unterstützen, mit
Ihrem Körper gut »in Kontakt« zu bleiben.

4.1.2 Einstellen, Vorsorgen, Vorbereiten

Aber auch die »Seelen« der werdenden Eltern benötigen die Zeit der
Schwangerschaft. Sie erleben wahrscheinlich ein Wechselbad der
Gefühle. Einerseits sind Sie glücklich und können die Ankunft des
neuen Erdenbürgers kaum erwarten. Andererseits fühlen Sie sich
der auf Sie zu kommenden Verantwortung möglicherweise noch gar
nicht gewachsen. Sie zweifeln an Ihrer Fähigkeit, für noch jemanden
sorgen zu können. Es erscheint Ihnen zeitweise als eine zu große Verantwortung, die auf Sie als Eltern zukommt. So maßgeblich an dem
Wohl eines vollkommen schutzbedürftigen Wesens beteiligt zu sein,
wirft die Frage auf: »Schaffen wir das?«

Setzen Sie sich schon jetzt intensiv mit Ihren (gemischten) Gefühlen
auseinander. Planen Sie Ihre Elternzeit, durchleben Sie diese erste
Zeit gemeinsam gedanklich und bereiten das »Nest« vor. Hilfreich ist
es, Geburtsvorbereitungskurse zusammen zu besuchen. Die Geburt

ist eine Angelegenheit für Sie beide! Inzwischen entscheiden sich viele werdende Väter dafür, die Geburt mitzuerleben, dabei zu sein, füreinander da zu sein. Den Geburtsvorgang zusammen zu erleben, ist Teil einer guten Basis für die gemeinsame Elternzeit, die danach beginnt. Vor nicht allzu langer Zeit war es selbstverständlich, dass die Frau diese Aufgabe allein durchstehen musste. Dieses aktive Unterstützen und zusammen Erleben bedarf guter Vorbereitung. Es bietet sich auch deshalb eine gemeinsame Teilnahme an einem vorherigen Säuglingspflegekurs an. Das gibt beiden Eltern noch mehr Sicherheit. So stellen Sie sich gemeinsam auf Ihr Kind und die Zeit nach der Geburt ein. Und es gibt vieles, was dann neu sein wird. Wie wickele ich einen Säugling? Wie halte ich ihn richtig? Was braucht das kleine Wesen? Wie viel wird es trinken? Wie merke ich, dass es Hunger hat? Woher weiß ich, ob es ausreichend getrunken hat? Was mache ich, wenn mein Kind schreit? Welche Ursachen kann Schreien haben? Soll ich es dann herumtragen oder schreien lassen? Diese Fragen und viele mehr werden in einem solchen Kurs thematisiert. Es wird nicht DIE Antwort geben. Aber es lassen sich viele verschiedene Antworten finden, über die es sich lohnt, schon vorher Bescheid zu wissen.

Das Vorsorgen und Vorbereiten betrifft natürlich auch die notwendigen Anschaffungen und praktischen Vorkehrungen. Wo soll Ihr Kind schlafen? Wo wird es gewickelt? Wie wollen Sie sich mit dem Baby fortbewegen? Was soll es anziehen? Das sind nur einige Fragen, die geklärt werden wollen. Planen Sie ganz praktisch für die direkte Zeit nach der Geburt: Welcher Kinderarzt übernimmt die Betreuung? Wer kann wann einkaufen? Letztendlich ist das Kümmern um diese praktischen Dinge auch ein »Sich-Einstellen«. Diese Vorbereitungen geben Sicherheit und das gute Gefühl, dass alles bereit ist und das Kind kommen kann.

Planen Sie aber gerade jetzt auch noch genügend Zeit für sich als Paar ein, nutzen Sie diese vorerst letzten Gelegenheiten Ihrer Zweierbeziehung, bevor Sie als Familie zu dritt ins Leben starten.

4.1.3 Ernährung – bewusst, aber genussvoll

Die Ernährung der Schwangeren hat direkte Auswirkungen auf das Kind. Ein Zuviel ist ebenso bedenklich wie ein Zuwenig. Im Mutterleib finden entscheidende Prägungen statt, die Entwicklungen vor, aber auch nach der Geburt beeinflussen können. Obwohl es eigentlich nicht wirklich neu ist, dass Schwangerschaft keinesfalls essen für zwei bedeutet, werfen viele Schwangere Ihre normalen Essgewohnheiten in dieser Phase über Bord. Ungehemmtes Schlemmen – welch Balsam für manche diätgeplagte Seele. Aber aufgepasst: Der Königsweg ist eine genussvolle Ernährung, die den Nährstoffmehrbedarf sichert. Nichts spricht gegen gelegentliches Schlemmen und schon gar nichts gegen Genießen, aber die Auswahl der Lebensmittel sollte bewusst erfolgen. Schwangere haben besonders im letzten Drittel der Schwangerschaft einen erhöhten Bedarf an Nährstoffen. Deshalb sollte schon während der ersten Phase der Schwangerschaft dafür gesorgt werden, dass die Nährstoffspeicher durch gezielte Nahrungsaufnahme ausreichend gefüllt sind. Aber wie hoch ist der zusätzliche Bedarf durch das wachsende Kind tatsächlich? Rein energetisch betrachtet, benötigen Schwangere ab dem vierten Monat im Durchschnitt etwa 255 Kilokalorien pro Tag mehr als sonst. Das ist allerdings nur ein grober Richtwert, denn in Abhängigkeit von Ihrem Ausgangsgewicht kann der Mehrbedarf höher oder niedriger sein. Auf die bloße Energie – also die reine Kalorienmenge – kommt es aber gar nicht an. Viel wichtiger und entscheidender ist, dass Sie sich Gedanken über die Qualität Ihrer Nahrung machen. 255 Kilokalorien sind auch in 64 Gramm Fruchtbonbons enthalten. Doch damit decken Sie wohl kaum den zusätzlichen Bedarf – auch dann nicht, wenn Sie zu den vitaminangereicherten Bonbons greifen.

Die Nährstoffe, deren Bedarf in der Schwangerschaft deutlich über normal liegt, sind Eiweiß, Eisen, Folsäure, Jod und Zink, hoch ungesättigte Fettsäuren und Vitamin D. Aber auch bei anderen Mineralstoffen und Vitaminen steigt der Bedarf und entsprechend auch die Zufuhrempfehlungen für die Schwangerschaft leicht an. Die Eiweißzufuhr lässt sich leicht über Milchprodukte, Fleisch, Geflügel, Fisch und Eier decken. Die genannten Lebensmittelgruppen sind gleichzeitig gute Lieferanten für die Spurenelemente Eisen und Zink (Fleisch, Fisch, Eier) sowie für Jod und mehrfach ungesättigte Fettsäuren (Milch, Seefisch). Folsäure ist außer in den oben genannten Lebensmittelgruppen in deutlich höherer Menge in Weizenkeimen und Sojabohnen, aber auch in bestimmten Gemüsesorten (Tomaten, Kohlarten, Spinat) sowie Orangen und Weintrauben vorhanden. Vitamin D ist ein besonderer Fall, den wir noch etwas näher beleuchten werden. Die tierischen Produkte stellen in Kombination mit Gemüse (roh und gekocht), Obst, Hülsenfrüchten, Vollkornprodukten und hochwertigen Ölen die sicherste Basis für eine nährstoffreiche und genussvolle Ernährung.

4.2 Stillzeit – eine ganz andere Paarbeziehung

Das Stillen ist eine ganz besondere Erfahrung für Mutter und Kind. Es beinhaltet so vieles: Nähe, Geborgenheit, Sicherheit, optimale Versorgung mit Nähr-, aber auch mit Abwehrstoffen und, und, und … Sobald sich das Stillen eingespielt hat, werden Sie es als etwas ganz Besonderes zu schätzen lernen. Ihr Kind ist durch das Stillen aber nicht nur bestens versorgt, es ist auch geschützt: vor Allergien, Übergewicht, Kieferfehlstellungen und anderen Beeinträchtigungen. Die Ernährung mit Muttermilch verhindert zwar nicht zu 100 Prozent, dass Ihr Kind eine der genannten Krankheiten bekommt, aber das Risiko wird deutlich gesenkt. Auf die vorbeugende Wirkung im Hinblick auf Allergien werden wir – wie Sie sich denken können – noch in den nächsten Kapiteln näher eingehen. Darüber hinaus gibt es noch eine ganze Reihe anderer Vorteile: gestillte Kinder haben häufig einen höheren Intelligenzquotienten, sie leiden vor allem in den ersten empfindlichen Monaten weniger unter Magen-Darm-Infekten und Durchfällen und – man höre und staune – bilden eine günstige Darmflora aus. Auch die Übertragung von Abwehrstoffen von der Mutter auf das Kind ist faszinierend. Diese geniale Erfindung der Natur wurde schon in Kapitel 3 angesprochen. Für die vielen günstigen Effekte der Muttermilch ist ihre optimale Zusammensetzung und möglicherweise auch deren Veränderung im Laufe des Stillvorganges verantwortlich. So schön das Stillen ist, es zehrt erheblich an den Reserven der Mutter. Nicht nur eine ausreichende Energie über die Nahrung muss bereit gestellt werden, auch die Kraftreserven können durch wenig Schlaf und ständige »Bereitschaft« arg beansprucht werden. Doch genau wie bei dem Mehrbedarf in der Schwangerschaft geht es auch in der Stillzeit nicht primär darum, ausreichend Kalorien aufzunehmen. Der gesteigerte Bedarf an wichtigen Vitaminen und Mineralstoffen kann nur gedeckt werden, wenn die Lebensmittelauswahl sehr bewusst erfolgt.

4.2.1 Ein Bund fürs Leben wird gefestigt

Die Wirkungen, die der Stillvorgang auf den Säugling hat, lassen sich leicht nachvollziehen: Es ist ja nicht nur so, dass er satt wird und seinen Durst stillt – er hat direkten Hautkontakt zu seiner Mutter. Er spürt und riecht sie – erfährt Befriedigung auf ganzer Linie. Das sind die Momente, in denen Urvertrauen entsteht, ohne dass etwas dafür getan werden muss. Auch für die Mutter ist der Stillvorgang ein befriedigendes Erlebnis. Es ist eine wundervolle Erfahrung, dass allein durch das Saugen an der Brust dem Säugling alles gegeben werden kann, was er braucht. Das Stillen ist aber auch der langsame Übergang von der Einheit Mutter-Kind zu zwei selbstständigen Menschen. Medizinisch formuliert fördert der Stillvorgang die Rückbildung im mütterlichen Körper. Etwas anders ausgedrückt: Das Saugen an der Brust der Mutter setzt Hormone frei. Und zwar nicht nur solche, die positiv auf die Rückbildung der Gebärmutter einwirken, sondern auch verantwortlich für die Entstehung sogenannter »Glücksgefühle« sind. Die Nähe und die Abhängigkeit des kleinen Wesens rufen bisher nicht gekannte Müttergefühle hervor. Viele Frauen erleben sich nach der Geburt ihres Kindes anders als zuvor. Sie werden selbstbewusster und sicherer. In die Rolle der Mutter hineinzuwachsen, ist eine Herausforderung und gleichzeitig eine äußerst befriedigende Erfahrung.

4.2.2 Optimale Ernährung für den Säugling

Nun ist das Kind da – und seine Eltern wollen ihm alles geben, was es braucht. Glaubten wir früher, dass junge Säuglinge unausgereift zur Welt kommen, wissen wir heute, dass sie schon bei der Geburt ein hoch entwickeltes sensorisches und motorisches Reaktionssystem besitzen. Sie haben beispielsweise bereits einen sehr ausgeprägten Geschmacks- und Geruchssinn. Dagegen gilt das Verdauungssystem noch als »unreif«. Viele Bestandteile aus der Nahrung der Großen können noch nicht verdaut werden. Der junge Organismus muss erst lernen, bestimmte Enzyme zu produzieren und bestimmte Aufnahmemechanismen anzuschieben. Außerdem wissen wir, dass die Darmwand von Babys noch sehr durchlässig ist, sodass Fremdstoffe sie durchwandern können. In dieser Lebensphase ist das Stillen daher die natürlichste Form der Ernährung für unsere Neugeborenen. Zudem fördert es die Mutter-Kind-Bindung, und es lassen sich eine Vielzahl von wissenschaftlichen Beweisen finden, die zeigen, dass selbst eine noch so kurze Stillzeit Vorteile bringt. Mit der Muttermilch bekommt das Baby alles, was es benötigt. Flüssigkeit, Proteine, Kohlenhydrate, Fette, Vitamine und Spurenelemente stehen in einem ausgewogenen Verhältnis bereit. Das empfindsame Immunsystem des Neugeborenen bekommt Antikörper, um so gegen erste Infektionen gewappnet zu sein. Und das alles trinkfertig zubereitet, bei optimaler Temperatur und keimfrei.Die Vorteile des Stillens als ausschließliche Ernährung des Säuglings sind schon bestechend: So lange Mutter und Kind zusammen sind, ist für die optimale Ernährung des Neugeborenen immer gesorgt. Und zwar nicht nur, weil die Muttermilch immer vorhanden ist. Sie steht immer in der richtigen Zusammensetzung bereit. Hat der Säugling nur Durst, weil es an einem Tag sehr heiß ist, braucht er nur kurz zu trinken und bekommt vor allem Flüssigkeit. Ist er dagegen hungrig, saugt er länger und erhält im Laufe der Stillmahlzeit eine gehaltvolle, fett- und nährstoffreiche Milch. Von daher ist es auch plausibel, dass es nicht so leicht ist, gestillte Säuglinge zu überfüttern. »Breast is best« wie es so schön im Englischen heißt. Schon direkt nach der Geburt ist der kindliche Organismus darauf eingestellt, die Brust der Mutter zu suchen. Es ist die erste wichtige Kontaktaufnahme. Er riecht die Mutter und wird sie von nun an am Geruch erkennen. Anfangs produzieren die Brustdrüsen nur wenige Tropfen einer äußerst wichtigen Vormilch (Kolostrum). Diese ist voll von Abwehrstoffen und hat vor allem die Aufgabe, dem Säugling einen Schutz vor Umweltkeimen zu übertragen. Schwirren in der Umgebung von Mutter und Kind zum Beispiel Erkältungskeime herum, bildet die Mutter dagegen Antikörper. Diese gibt sie über die Muttermilch an ihr Kind weiter, wodurch das Kind geschützt ist. Ohne Zutun wird das Kind sozusagen »geimpft«. Gerade in den ersten Lebenstagen ist diese Form der passiven Immunisierung sinnvoll, aber auch danach hilft sie, das kindliche, noch nicht voll ausgereifte Immunsystem zu unterstützen.

Das ist im Tierreich nicht anders. War es in den 1980er- und 1990er-Jahren noch üblich, das frisch geborene Tier sehr schnell vom Muttertier zu trennen und mit Kälberaufzuchtmilchen zu füttern, so gehen heute alle Bestrebungen dahin, zumindest dem Kalb nach der Trennung für ein paar Tage die Biestmilch (Kolostrum) und anschließende Transitmilch der Mutterkuh zukommen zu lassen. Die Tiere werden dadurch robuster, sind weniger krankheitsanfällig und insgesamt stabiler als Artgenossen, denen die Biestmilch des Muttertiers vorenthalten wurde. Auch wenn es nicht direkt zu vergleichen ist, so sind die Effekte doch frappierend ähnlich.

Die Muttermilch, die als ausschließliche Nahrung für den Säugling in den nächsten Monaten dient, wird erst nach ein paar Tagen gebildet. Frühestens nach rund zwei Wochen fließen mit 120 bis 200 Milliliter Milch pro Stillmahlzeit ausreichende Mengen, um den Energie- und Nährstoffbedarf des Säuglings zu decken. Diese Muttermilch ist optimal zusammengesetzt und bestens dazu geeignet, den jungen Organismus zu versorgen. Nach vier bis sechs Monaten reichen einige Mineralstoffe und vor allem Spurenelemente allerdings nicht mehr für die Versorgung aus. So sind die Eisenspeicher des Säuglings, die er im letzten Schwangerschaftsdrittel angelegt hat, nach dieser Zeit meist aufgebraucht. Diese Lücke wird über die gezielte Lebensmittelauswahl im Rahmen der Beikosteinführung geschlossen.

Die optimale Versorgung durch die Muttermilch gilt allerdings nicht für Vitamin D. Deshalb wird eine Supplementierung, also eine ergänzende Aufnahme mit 400 internationalen Einheiten für den Säugling im ersten Lebensjahr empfohlen. Ob diese Menge an Vitamin D wirklich ausreicht, ist Inhalt aktueller Expertendiskussionen. In diesem Zusammenhang wird übrigens auch diskutiert, ob der niedrige Vitamin-D-Gehalt in der Muttermilch wirklich »normal« ist oder ob das nicht vielmehr eine Mangelsituation der Mutter widerspiegelt. Denn in unseren Gegenden ist die Sonnenbestrahlung der Haut, wodurch Vitamin D in der Hauptsache produziert wird, eher gering. Das liegt nicht nur an der relativ nördlichen Lage unseres Landes und an der im Winterhalbjahr zu flach stehenden Sonne, sondern auch an unserem verstädterten Lebensstil. Wären die Mütter ausreichend mit Vitamin D versorgt, würde sich eine Supplementierung der Säuglinge vermutlich als überflüssig herausstellen. Aber das ist ein anderes Thema, welches in einem aktuellen Buch umfassender dargestellt wird.

Worm N.: Heilkraft D. Wie das Sonnenvitamin vor Krebs, Herzinfarkt und anderen Zivilisationskrankheiten schützt. systemed Verlag, Lünen 2009.

Falls Sie Ihr Kind nicht stillen können oder wollen, stehen industriell gefertigte Säuglingsanfangsnahrungen zur Verfügung. Diese orientieren sich zwar an der Zusammensetzung der Muttermilch, werden diese aber vermutlich nie perfekt imitieren können. Letztendlich wird nur das nachgemacht, was in seiner Funktion bekannt ist. Deshalb optimieren die Säuglingsnahrungshersteller ihre Produkte ständig nach neustem Wissensstand. Doch die Suche nach einem geeigneten Muttermilchersatz ist inzwischen eine Wissenschaft für sich. Die »Ersatzmilch« sollte der Muttermilch in ihren Wirkungen so ähnlich wie möglich sein. Die Muttermilch enthält als Kohlenhydrat ausschließlich Milchzucker (Laktose). Dieser fördert das Wachstum einer Darmflora, von der wir annehmen, dass sie günstig für die weitere Entwicklung ist. Sogenannte Pre-Nahrungen enthalten ebenfalls nur Laktose als Kohlenhydratquelle und sind der Zusammensetzung der Muttermilch nicht nur im Hinblick auf diesen Nährstoff am ähnlichsten. Eine Pre-Nahrung wird – wie auch die Muttermilch – ad libitum (nach Bedarf) gegeben. Müssen oder möchten Sie Ihr Kind schon frühzeitig an relativ große Mahlzeitenabstände gewöhnen – wie sie bei gestillten Kindern selten sind – können Sie Ihr Kind mit einer sogenannten »1er-Nahrung« füttern. Durch den Zusatz von Stärke sättigen diese Nahrungen anhaltender. Häufig wird allerdings nicht nur Stärke zugesetzt, sondern auch die Laktose durch andere Zucker ergänzt oder teilweise ausgetauscht. All die anderen Zucker – und auch Stärke ist nichts anderes als Traubenzucker – haben jedoch nicht die gewünschte Wirkung auf die Darmflora: Sie werden vor allem aus Preis- und Geschmacksgründen zugesetzt. Dieses Vorgehen mag für den Hersteller der Nahrung Vorteile haben, für Ihr Kind nicht. Ob es nicht doch sogar Nachteile hat, sollte besser erforscht werden.

4.2.3 Geben und nehmen – Energiereserven der Mutter wahren

In der Phase der Vollstillzeit entsteht ein Mehrbedarf an Energie, die Sie als Normalperson verbrauchen, wenn Sie in einer Dreiviertelstunde neun Kilometer laufen oder nach einer Stunde Fahrrad fahren 24 Kilometer zurückgelegt haben. Das ist nicht wenig! Diese Energie – 600 bis 700 Kilokalorien – muss erst einmal bereitgestellt werden. Viele Frauen haben in der Schwangerschaft üppigere Formen bekommen. Diese Fettdepots helfen, den Mehrbedarf zu sichern. Es gibt aber auch Frauen, deren Bauch zwar gewachsen ist, die aber sonst schlank geblieben sind. Diese Frauen müssen besonders darauf achten, dass sie sich nicht auszehren lassen.

Es geht aber nicht nur um die reine Kalorienmenge, die täglich benötigt wird, sondern darum, die Kraftreserven der Mutter insgesamt zu erhalten. Aufgrund der neuen Anforderungen, der völlig neuen Tagesplangestaltung und dem hohen Grad an »Fremdbestimmung« ist es wichtig, den eigenen Akku im Auge zu behalten und mit sich selbst achtsam umzugehen. Besonders für Sie als Mutter gibt es folgendes Problem: Wenn IHR Akku einmal leer gelaufen ist, haben

Sie kaum Chancen, ihn wieder aufzuladen. Mutter sein heißt ganz viel geben – häufig über die eigenen Grenzen hinaus. Das geht auch erstaunlicherweise, obwohl man sich oft fragt, woher eine Mutter diese Kraft nimmt. Achten Sie darauf, dass Sie das Nehmen nicht vergessen. Nutzen Sie Zeiten der Ruhe auch für sich. Genießen Sie die Phasen des Stillens auch als Ihre Auszeit. Stellen Sie sich sehr bewusst auf diesen Lebensabschnitt ein. Je besser Sie für sich sorgen, desto besser können Sie auch geben.

Nur selten in Ihrem Leben werden Sie als frisch gebackene Eltern so viel zu verarbeiten haben, wie in der ersten Zeit nach der Geburt Ihres Kindes! Es benötigt eine Weile, solche Urerfahrungen zu verarbeiten! Nutzen Sie vor allem die erste Zeit des Wochenbetts, Schlaf nachzuholen, Ruhepausen zur Besinnung, zum Verarbeiten einzubauen, Kraft zu sammeln und auch gut für sich selbst zu sorgen. Der häufig müde belächelte Tipp, sich gleichzeitig mit dem Kind hinzulegen und sich Ruhe zu gönnen, ist sehr sinnvoll! Wägen Sie den Nutzen doch mal ab: Ist es wirklich wichtig, das »freie« Stündchen damit zu verbringen, den aufgetürmten Abwasch zu machen oder Staub zu saugen? Mit Ihrer Gelassenheit und innerer Ruhe steht und fällt das Glück des Kindes. Eine ausgepowerte Mutter, ein gereizter Vater, die beide ihre Grenzen täglich überschreiten, können nicht das Gleiche geben wie ein Paar mit einer ruhenden Beziehung, wo immer einer mal etwas für den anderen übernehmen kann.

Durch das Stillen kann ein inniger Kontakt zwischen Mutter und Kind entstehen. Aber wie steht es mit der Vater-Kind-Beziehung? Lassen Sie einander genügend Spielraum, dass auch der Vater eine ähnlich intensive und geschützte Beziehung aufbauen kann? Spielen sich neben festen Mutter-Kind-Stillzeiten auch feste Vater-Kind-Kuschelzeiten ein? Versuchen Sie im gleichen Takt zu bleiben, um diese mächtige Entwicklungsphase auch gleichsam zu erleben.

4.2.4 Bewusste Ernährung – für die Mutter wichtiger denn je

In der Stillzeit ist der Mehrbedarf der Mutter erheblich: 635 Kilokalorien zusätzlich zu dem, was Sie normalerweise brauchen. Denn jetzt müssen sowohl die eigenen Nährstoffreserven wieder aufgefüllt als auch die des Säuglings aufrechterhalten werden. Und diesen Mehrbedarf spüren Sie. Sie haben ständig Hunger. Aber nicht nur, weil Sie durch das Stillen wirkliche Arbeit leisten, sondern auch weil Ihnen die neue Aufgabe anfangs wenig Zeit lässt, sich um Ihre Ernährung zu kümmern. Das führt dann häufig dazu, dass frau anfängt, zwischendurch schnell mal etwas in den Mund zu stecken und nur noch im Vorbeigehen isst. Machen Sie sich klar, dass Ihre Ernährung einen deutlichen Einfluss auf die Qualität Ihrer Milch – und damit auf die Nahrungsquelle Ihres Kindes – hat. Sie haben nicht nur einen erhöhten Kalorienbedarf, sondern es besteht ein ganz konkreter Mehrbedarf an vielen Nährstoffen, von denen einige an dieser Stelle etwas genauer beleuchtet werden sollen.

Ähnlich wie in der Schwangerschaft steigt Ihr Proteinbedarf – noch mehr als vor der Geburt des Kindes. Das Mehr an Eisen brauchen Sie jetzt lediglich dafür, um die Verluste durch die Schwangerschaft auszugleichen. Ihre Milch ist nämlich relativ eisenarm, was sie weniger attraktiv als Nahrungsquelle für Bakterien macht. Jod und Zink brauchen Sie jetzt noch mehr als vorher.

Bedingt durch die hohe Flüssigkeitsmenge, die Sie in der Stillzeit abgeben, sollten Sie vor allem auf eine ausreichende Trinkmenge achten. Dabei ist es vermutlich nicht entscheidend, ob Sie die empfohlenen drei Liter am Tag über Stilltee decken oder ob Sie mit Wasser und anderen coffeinfreien Getränken auf diese Trinkmenge kommen. Erstaunlicherweise ist Ihr Bedarf an Calcium in der Stillzeit nicht erhöht. Denn das Calcium, das der Säugling über die Muttermilch erhält, wird vor allem aus den Knochen der Mutter geholt. Dennoch sollten Sie darauf achten, dass Sie vor allem jetzt den ohnehin hohen Bedarf an Calcium über Ihre Nahrung aufnehmen, damit Ihre Knochen nicht unnötig in Mitleidenschaft geraten.

In den letzten Jahren ist die Aufmerksamkeit gegenüber den langkettigen ungesättigten Fettsäuren stetig gestiegen. Ein hoher Gehalt an den sogenannten Omega-3-Fettsäuren in der Muttermilch fördert die Gehirnentwicklung, die Intelligenz, aber auch viele

Gewebefunktionen. Und wie kommen diese Fettsäuren in die Muttermilch? Durch die Ernährung der Mutter – wie auch sonst? Omega-3-Fettsäuren lassen sich vor allem in fettem Seefisch, in hochwertigen pflanzlichen Ölen und im Fleisch von Tieren, die im Freiland gehalten wurden, nachweisen.

Schadstoffe in der Muttermilch als Risiko fürs Kind?

Bei Ihrer Lebensmittelauswahl sollten Sie – so weit wie möglich – auch Belastungen durch Umweltgifte berücksichtigen. Die besondere Problematik dieser Substanzen besteht in ihrem ständigen Vorkommen in unseren biologischen Systemen, was zu einer Anreicherung in der Nahrungskette führt. Die Belastung der Frauenmilch mit bestimmten Schadstoffen hat in den letzten Jahren zwar etwas abgenommen, trotzdem werden Rückstände zum Beispiel für chlorierte Kohlenwasserstoffe in Frauenmilch immer wieder diskutiert. Dementsprechend sollte generell auf eine besondere, schadstoffarme Ernährung der Mutter während der Stillzeit oder besser noch auch während der Schwangerschaft geachtet werden.

Die Aufnahme von solch giftigen Fremdstoffen in Nahrungsmitteln sollte weitestgehend minimiert werden. Dies kann nur durch Meiden belasteter Lebensmittel erreicht werden, wie zum Beispiel Innereien von Wild oder älteren Tieren, ungereinigte pflanzliche Lebensmittel oder auch Nahrungsmittel, die in unmittelbarer Nähe von Straßen oder Fabrikanlagen angebaut wurden.

4.3 Babyzeit – den Instinkten folgen

Da kommt ein kleines Wesen zur Welt, das vollkommen abhängig und ungeschützt ist, und trotzdem regiert es bald den Alltag. Es ist erstaunlich, wie früh sich schon kleine Persönlichkeiten zeigen, die sehr wohl in der Lage sind, für sich zu sorgen. Sie brauchen dazu die Hilfe ihrer Umwelt, aber ihre Instinkte sagen Ihnen, wo es lang geht. Und über ihre Stimme fordern sie das dann auch ein.

4.3.1 Schlafen und Trinken

Die ersten Lebenstage und -wochen bedeuten eine große Umstellung für den Säugling. Er muss sich erst einmal an die veränderte Umgebung gewöhnen. Es hat sich viel verändert. Nichts ist mehr so wie im Mutterleib. Der abschirmende Schutz ist weg. Geräusche werden nicht nur gedämpft wahrgenommen, sondern in unmittelbarer Nähe geortet. Es wirken bisher unbekannte Reize auf den Säugling ein wie Licht, Kälte, Wärme, andere Menschen, Gerüche, Stimmungen, Berührungen. Viele Säuglinge schützen sich vor der Reizüberflutung ihrer neuen Umgebung, indem sie sich einfach ausklinken. Das hohe Schlafbedürfnis ist wohlmöglich auch der Versuch, den bekannten Zustand im Mutterleib wieder zu erreichen. Aber es sind auch große Leistungen, die gewaltigen Krafteinsatz erfordern – und das macht müde.

Auch Hunger ist ein bis dahin unbekanntes Gefühl gewesen. Jetzt muss jedes Bedürfnis eingefordert werden, nichts geht mehr automatisch. Selbst die Ausscheidung hat sich verändert. Das unangenehme Gefühl, eine volle Windel zu haben, kannte der Säugling bisher nicht. Das Neugeborene hat nur ein wirksames Instrument, kund zu tun, dass es etwas braucht: das Schreien. Anfangs ist es für Mutter und Vater nicht immer einfach, herauszufinden, warum ihr Kind schreit. Meist wird es aber immer um die Befriedigung eines Grundbedürfnisses gehen. Im Vordergrund stehen Schlafen und Trinken an der Brust. Dabei spielt natürlich nicht nur der Wunsch nach Ruhe und Sättigung, sondern vor allem auch das Bedürfnis nach körperlicher Nähe, Wärme und Geborgenheit eine Rolle. Bereits in den ersten Lebenstagen erkennen die Babys ihre Mutter – vermutlich aber auch andere Bezugspersonen, wenn sie verlässlich mit dem Baby in Kontakt treten – und entwickeln Vertrauen. Da ist jemand, der für mich sorgt, der mich schützt. Ich werde geliebt. Das Urvertrauen bildet die Grundlage für die Ausbildung von Selbstvertrauen und Selbstwertgefühl.

4.3.2 Die Umwelt erkunden

Mit dem vierten Lebensmonat entwickelt der Säugling wachsendes Interesse für seine Umgebung. Auf einmal scheint er zu bemerken, was um ihn herum passiert. Auch Aktionen, die nicht in seiner unmittelbaren Nähe geschehen, werden interessiert mit Blicken verfolgt. Das bis dahin vorrangige Schlaf- und Trinkbedürfnis tritt in den Hintergrund. Nicht weil die Kinder es nicht mehr brauchen. Aber der Reiz der Umwelt ist oft so groß, dass sie sich viel stärker ablenken lassen als in den ersten drei Lebensmonaten. Bei einigen Säuglingen wird es notwendig, zum Stillen oder Füttern der Flasche eine ruhige Umgebung aufzusuchen und damit die Ablenkung möglichst gering zu halten.

Mit dem zunehmenden Interesse für die Umwelt lernt der Säugling auch, mit beiden Händen nach Gegenständen zu greifen. Das am häufigsten verwendete Sinnesorgan ist dabei nach wie vor der Mund. Alles, was erreichbar und greifbar ist, wird weniger mit den Augen als mit Mund und Händen erkundet. Es ist vermutlich kein Zufall, dass gerade in dieser Phase der oralen Erforschung der Dinge das junge Immunsystem besonders darauf eingestellt zu sein scheint, sich mit der Umwelt auseinanderzusetzen.

4.3.3 Wenn die reine Milchernährung zu Ende geht

Nach dem vierten Monat geht nach Empfehlungen des Forschungsinstituts für Kinderernährung in Dortmund (www.fke-do.de) die ausschließliche Stillzeit oder Flaschenfütterung zu Ende. Viele Kinder werden damit offensichtlich nicht mehr satt. Sie haben häufiger Hunger und melden auch nachts wieder vermehrt ihre Bedürfnisse an. Außerdem entwickeln viele deutlich mehr Interesse für das Essen der Erwachsenen oder älterer Geschwisterkinder. Ihr Erkundungsdrang macht nur selten vor Lebensmitteln halt. Alles wird angefasst und wandert in den Mund.

Doch nicht nur der zunehmende Energiebedarf und das aufkommende Interesse für Essbares sind Gründe, mit der Zufütterung zu beginnen. Die Eisenvorräte, die sich der Säugling im letzten Schwangerschaftsdrittel zugelegt hat, gehen zur Neige, und es ist Nachschub erforderlich. Muttermilch kann als schlechter Eisenlieferant den Bedarf des Kindes nicht decken. Und jetzt kommt Diskussionsstoff für alle Vegetarier: Die besten Eisenlieferanten sind tierische

Lebensmittel, vor allem Fleisch. Deshalb wird als erster Brei – in Übereinstimmung sowohl der Kinderärzte als auch des Forschungsinstituts für Kinderernährung – zu Beginn der Gemüse-Kartoffel-Fleisch-Brei empfohlen. Aber nicht nur die durchaus kritisch knappen Nährstoffe Zink, Jod und Omega-3-Fettsäuren sind hauptsächlich mit Fleisch und Fisch abdeckbar. Für die Vitamin-B_{12}-Versorgung können ausschließlich tierische und für Vitamin D weitgehend nur tierische Lebensmittel herangezogen werden. Das sind die Nährstoffe, die für Vegetarier besonders schwierig zu decken sind. Umso schwieriger wird es bei der Versorgung des Säuglings, der im Vergleich zu seinem enormen Wachstum relativ wenig isst.

Allerdings wird der erste Brei nicht gleich komplett gefüttert. Es ist sinnvoll, mit einer kleinen Menge eines reinen Gemüsebreis zu beginnen. Während einige Säuglinge relativ schnell Portionen zwischen einem halben und einem ganzen Gläschen schaffen, dauert es bei anderen Tage, manchmal Wochen, bis das Füttern überhaupt klappt. Bedenken Sie bei so zögerlichen Essern, dass unsere Kinder in dieser Lebensphase wieder einmal ganz viel lernen müssen:

Die bisher gefütterte Muttermilch oder Säuglingsnahrung war optimal verdaubar. Ein Gemüsebrei enthält dagegen viele Bestandteile, mit denen das Verdauungssystem des Säuglings bisher noch nie in Kontakt gekommen ist.

Das Saugen an der Brust war eine Saug-, Kau- und Schluckbewegung. Das Essen vom Löffel ist motorisch etwas ganz anderes. Und so transportiert die Zunge zu Beginn der Fütterung den kompletten Brei allzu oft – in alter Gewohnheit – durch die Saug- und Kaubewegung in die falsche Richtung. Für Sie als Eltern sieht es dann aus, als mag oder vertrage Ihr Kinde den Brei nicht. Doch HALT! Lassen Sie sich und Ihrem Kind Zeit. Oft benötigt es einfach etwas Zeit und Übung, bis es die Nahrung nach hinten statt nach vorn befördern kann und auch das Abschlucken problemlos gelingt.

Für die ersten Versuche ist es ratsam, sich eine Tageszeit auszusuchen, zu der Ihr Kind ausgeschlafen und fast hungrig ist. Wenn der Hunger aber zu groß ist, dauert die Nahrungsaufnahme – verglichen mit dem vertrauten Trinken – viel zu lange. Hat Ihr Kind jedoch keinen Hunger, wird das Füttern eher zum Spiel und nicht als erster Versuch, feste Kost zu verzehren, gesehen.

Die Bestandteile des ersten Breis werden Stück für Stück aufeinander aufgebaut. Dem anfänglichen pürierten Gemüse werden nach ein paar Tagen Kartoffeln und danach eine Fleischsorte und ein hochwertiges Öl, zum Beispiel Rapsöl, zugefügt. Anfangs hat es sich bewährt, Abstände von rund einer Woche zwischen zwei neu einzuführenden Lebensmitteln zu wählen. Wenn der erste Brei einmal vollständig zusammengesetzt ist, können weitere Gemüse- und Fleischsorten in kürzeren Abständen ausprobiert werden.

Ab dem fünften Lebensmonat kann Muttermilch den steigenden Calciumbedarf Ihres Kindes nicht mehr decken. Es ist Zeit für die Einführung der nächsten Breimahlzeit. Der zweite Brei ist der Vollmilch-Getreide-Brei. Auch wenn zum Trinken der verbleibenden Mahlzeiten nach wie vor Muttermilch oder eine Säuglingsnahrung empfohlen wird, wird der klassische Abendbrei mit 200 Milliliter aufgekochter und dann abgekühlter Vollmilch zubereitet. Keine fettreduzierte Milch, ganz einfach frische pasteurisierte Vollmilch mit 3,5 Prozent Fettgehalt oder mehr!

Bedenken Sie: Würden Sie den Abendbrei beispielsweise mit abgepumpter Muttermilch zubereiten, wie es tatsächlich häufig praktiziert wird, wäre gerade mal die Hälfte der notwendigen Calciumzufuhr gesichert! Und das in einer Zeit, wo der dritte große Wachstumsschub naht …

Erst nachdem diese zwei Mahlzeiten eingeführt wurden, ist ihr Kind reif für die erste »Frischkost«. Mittlerweile haben sich bei Ihrem Kind die Stoffwechsel- und Verdauungsprozesse für die vielfältigen Köstlichkeiten der Nahrung eingespielt. Enzyme und andere Stoffwechselprozesse samt allem, was dazu gehört, laufen auf dem Weg ins »Großwerden« auf Hochtouren. Daher kann der dritte Brei erstmals auch aus rohen Lebensmitteln zusammengesetzt sein. Er zielt in erster Linie darauf ab, unsere Jüngsten ausreichend mit Mineralstoffen und Vitaminen zu versorgen. Denn die Muttermilch kann diesen Bedarf nun nicht mehr decken. Diese letzte einzuführende Mahlzeit setzt sich aus Obst, Getreide, einer Fettzugabe und Wasser zusammen und wird idealerweise am Nachmittag gefüttert. Anfangs wird das Obst häufig noch in gekochter Form angeboten. Aber es spricht auch nichts dagegen, es roh – in fein geriebener oder pürierter Form – in den Wasser-Getreide-Brei zu geben. Intuitiv würden viele Eltern die Beikosteinführung nur mit Obst beginnen. Doch die günstigen Inhaltsstoffe dieser Lebensmittelgruppe, wie zum Beispiel das

Vitamin C, stehen in ihrer Wichtigkeit für die kleinkindliche Ernährung deutlich hinter Eisen und Calcium. Nur Obstmus allein ist keine vollständige Mahlzeit, da sie dem Säugling zu wenig Nährstoffe und Flüssigkeit, aber gleichzeitig zu viel Energie liefern würde.

Jede Breimahlzeit enthält eine andere Zusammenstellung von Lebensmitteln und damit auch von Nährstoffen. In ihrer Gesamtheit ergänzen sich alle Breimahlzeiten gemeinsam mit den Milchmahlzeiten (Muttermilch oder Säuglingsnahrung) zu einer ausgewogenen Ernährung. Eine Übersicht über die einzuführenden Mahlzeiten gibt der Ernährungsplan für das erste Lebensjahr vom Forschungsinstitut für Kinderernährung in Dortmund (FKE).

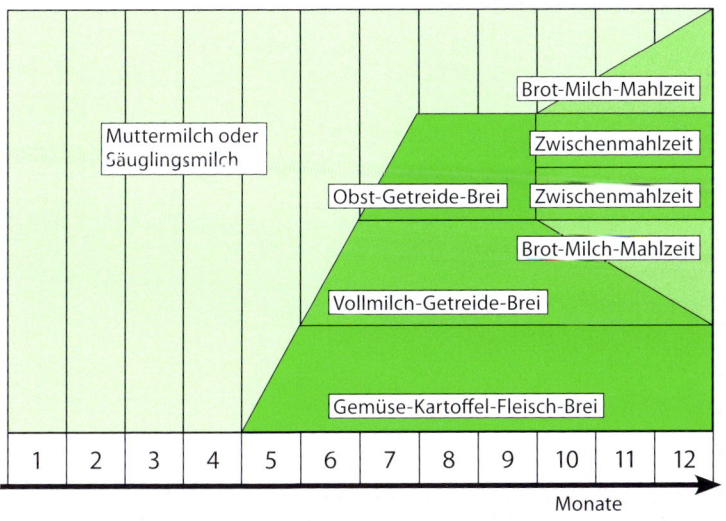

Abbildung 8:
Der Ernährungsplan für das erste Lebensjahr (modifiziert nach FKE)

Spätestens ab dem Abendbrei empfiehlt das FKE eine zusätzliche Gabe von Flüssigkeit. Aber Vorsicht: Gerade bei der Einführung der ersten beiden Mahlzeiten droht Ihnen als Stillende ein Milchstau, wenn Sie zu früh Flüssigkeit anbieten. Es besteht auch keine Eile.

Alle eingeführten Breie sind durchaus wasserreich, sodass viele Säuglinge keinen oder kaum Durst verspüren. Für den bisher brust- oder flaschenernährten Säugling ist Trinken ohne Sättigung eine ganz neue Erfahrung. Folglich werden die ersten Schlucke häufig auch eher aus Neugier als aus Durst getrunken. Das zusätzliche Trinken bekommt mengenmäßig erst dann seine Bedeutung, wenn die Breie gegen Ende des ersten Lebensjahres durch vergleichsweise festere Kost ersetzt werden. Viele Säuglinge entwickeln auch erst dann ein richtiges Durstgefühl.

Vielleicht fragen Sie sich jetzt: Was hat das alles mit Allergieprävention zu tun? Auf den ersten Blick erst einmal nichts. Indirekt hat dieses Kapitel für unser Thema Allergieprävention jedoch eine nicht zu unterschätzende Bedeutung. Denn die intensive Vorbereitung auf diese angesprochenen Lebensphasen, die auf Sie zukommen, und die Auseinandersetzung mit den neuen Anforderungen kann leicht aus den Augen verloren werden, wenn der Blick durch alte und inzwischen überholte Empfehlungen »verstellt« ist.

Mit anderen Worten: Wenn all Ihre Energie und Ihre Konzentration auf die Meidung potenzieller Allergene abzielt, bleibt für die wesentlichen Themen von Schwangerschaft, Stillzeit und Babyzeit eindeutig zu wenig Raum. Gerade diese Zeit ist kostbar und unwiederholbar. Auch das spricht dafür, Strategien zur Allergieprävention nach ihrem Nutzen, aber auch nach ihrer Umsetzbarkeit zu bewerten.

ALLERGIEN
vorbeugen

Umdenken – von der Vermeidung zur Konfrontation

Die Strategie der Allergenvermeidung hat langfristig keinen Erfolg gebracht. Es spricht sogar einiges dafür, dass die Allergiebereitschaft von Säuglingen und Kleinkindern dadurch sogar noch gestiegen ist. Es muss also andere Gründe geben, weshalb allergische Erkrankungen in der westlichen Welt inzwischen eine so große Bedeutung haben. Daher wird es Zeit, dass wir uns einem interessanten Konzept zuwenden: Lange schien es in Vergessenheit geraten zu sein, heute aber findet es – allerdings aus einem neuen Blickwinkel – zunehmend Beachtung. Aber der Reihe nach: 1989 postulierte der Epidemiologe Dr. Strachan, dass die veränderten Hygienebedingungen eine Ursache für den Anstieg der Allergierate seien. Seine Theorie ging als »Hygiene-Hypothese« in die Literatur ein. Er sah, dass mit zunehmender Kinderzahl in einer Familie seltener allergische Erkrankungen auftraten. Diesen Zusammenhang begründete er damit, dass der Nachwuchs in kinderreichen Familien aufgrund »mangelnder Hygiene« offenbar mehr frühkindliche Infektionen durchmachte. Diese Infektionen schützten offenbar vor der Entwicklung allergischer Erkrankungen. Entstehen Allergien also, weil wir heute zu »sauber« sind?

Erinnern Sie sich an das Beispiel im Eingangskapitel? Knapp 30 Prozent der Schulkinder aus der finnischen Karelia zeigen einen positiven Allergietest auf Birkenpollen, während in der russischen Karelia nur zwei Prozent der Schulkinder betroffen sind. Obwohl die klimatischen und vegetativen Bedingungen in dem gesamten Gebiet der Karelia nahezu gleich sind, stellt man deutliche Unterschiede in der Häufigkeit von Allergien fest. Die Wissenschaftler sehen eine mögliche

Erklärung in der Reinheit des Trinkwassers (von Herzten et al. 2007). Wo vermuten Sie das qualitativ reinere Trinkwasser? Klar: im westlich »fortschrittlichen« Finnland. Dort, wo die Allergierate höher ist.

Auch für Deutschland lässt sich aufgrund unserer besonderen Nachkriegssituation ein Ost-West-Vergleich anstellen: Zu DDR-Zeiten waren Schulkinder viel seltener von Allergien betroffen als heute. Auch diese Beobachtung wurde gern mit den hygienischen Bedingungen in Zusammenhang gebracht. In der DDR war es üblich, Kleinkinder früh in die Ganztagsbetreuung zu geben. Und dort saßen die Kinder in der Phase des »Trockenwerdens« oft lange auf dem Töpfchen – und zwar nicht allein, sondern wie die Hühner auf der Stange. Vielleicht erinnern Sie sich noch an die Fotos, die nach Grenzöffnung und Formulierung der »Schmuddelkinder-Theorie« durch die Medien gingen. Wenn viele Kinder gleichzeitig auf dem Töpfchen sitzen, ist die Übertragung von Krankheiten fast unumgänglich.

Beide Beispiele unterstützen die ursprünglichen Annahmen der Hygiene-Hypothese: Frühkindliche Infektionen bieten einen Schutz vor Allergien. Dabei kommt offenbar dem Immunsystem des Darms eine besondere Rolle zu. Wird das Immunsystem früh trainiert, ist es nicht nur imstande, spätere Infektionen besser abzuwehren, sondern es »stürzt sich« auch nicht auf harmlose Stoffe aus der Umwelt. Denn Allergien sind ja Überreaktionen des Immunsystems, die vielleicht aus einer »Langeweile« heraus entstehen.

Diese Erkenntnisse sind spannend, haben aber eindeutig einen »Pferdefuß«. Wenn wir unser Immunsystem nur trainieren können, sofern wir möglichst viele und schwerwiegende Krankheiten durchmachen, birgt das immer auch Risiken. Denn wer garantiert uns, dass wir oder unsere Kinder diese Krankheiten unbeschadet überstehen?

Ende der 90er-Jahre kam ein neuer Blickwinkel der Betrachtung auf: Damals wurde ein wissenschaftlicher Artikel veröffentlicht, in dem es nicht mehr um Krankheit, sondern Lebensführung ging: »Der anthroposophische Lebensstil ist mit einer niedrigeren Allergierate assoziiert« (Alm et al. 1999). Die Wissenschaftler hatten Kinder im Alter zwischen 5 und 13 Jahren an vier Stockholmer Schulen untersucht. Zwei dieser Schulen waren nach dem Konzept von Rudolf Steiner ausgerichtet, die beiden anderen waren »normale« Nachbarschulen. Die Kinder aus den anthroposophischen Schulen litten nur halb so oft unter allergischen Erkrankungen wie die Kinder aus den

Kontrollschulen. Sollen wir jetzt alle Steiner-Anhänger werden, um Allergien bei unserem Nachwuchs zu verhindern? So weit brauchen wir sicherlich nicht zu gehen. Aber ein Blick auf die Unterschiede zwischen beiden Gruppen lohnt sich schon. Was machte die Steiner-Kinder gefeiter gegen Allergien?

Interessanterweise gab es keine Unterschiede in der genetischen Veranlagung – also bei der Häufigkeit von allergischen Erkrankungen in der Kernfamilie – wie auch beim Rauchen in der Familie und beim Thema Tierhaltung. Tendenziell waren anthroposophische Familien allerdings etwas kinderreicher. Auffällig war jedoch, dass die Kinder mit dem anthroposophischen Lebensstil nur halb so oft Antibiotika und fiebersenkende Mittel bekamen und deutlich seltener gegen Mumps-Masern-Röteln geimpft waren. Ein Großteil der Kinder hatte – wie zu erwarten – die Masern durchgemacht. Andere Impfungen wurden durchaus auch bei den Steiner-Kindern durchgeführt.

Auf den ersten Blick sind wir wieder bei der bekannten Hygiene-Hypothese: Steiner-Kinder machen ihre Erkrankungen ohne Hilfe von außen durch und trainierten damit ihr Immunsystem offenbar effektiver als »normale« Kinder. Denn Antibiotika und Fiebersenker werden normalerweise so frühzeitig eingesetzt, dass das körpereigene Immunsystem gar nicht »in Gang kommt«. Fieber ist eine natürliche, normale Abwehrreaktion des Körpers – also etwas Gutes und Sinnvolles. Erst wenn das Fieber aus der Kontrolle gerät, gilt es einzugreifen. Es geht dabei aber natürlich keinesfalls darum, Ihr Kind in die Gefahr eines Fieberkrampfes zu bringen.

Wenn man sich die Unterschiede noch einmal aus einem anderen Blickwinkel ansieht, können noch ganz andere Unterschiede erkannt werden: Die Einnahme von Antibiotika hat einen gravierenden Einfluss auf die Darmflora. Wie wir noch beleuchten werden, ist deren Rolle bei der Entwicklung von Allergien nicht unbedeutend. Selbstverständlich ist es in vielen Fällen medizinisch gerechtfertigt, Antibiotika einzunehmen, aber vielleicht wird heutzutage auch manchmal mit Kanonen auf Spatzen geschossen?

Auch beim Thema Impfen lohnt sich ein genauerer Blick. Die angeführten Daten könnten vorschnell als Argument gegen Schutzimpfungen angeführt werden. Denn frühkindliche Infektionen gehen mit einer niedrigen Allergierate einher. Aber andererseits ist das Impfen eine ganz wichtige Errungenschaft unserer Zeit. Mit dem Impfen wurde es möglich, sehr gefährliche Erkrankungen auszurotten. Die Sterblichkeit gerade von kleinen Kindern hat sich damit erheblich reduziert. Häufig können wir uns gar kein Bild mehr davon machen, vor welchen Erkrankungen und Krankheitsfolgen wir uns damit schützen. Auch hier sollte einer Entscheidung für oder gegen Impfen eine Nutzen-Risiko-Analyse zugrunde liegen. Impfgegner sollten sich darüber im Klaren sein, dass sie ihre Kinder, aber auch sich selbst und andere durch einen Verzicht aufs Impfen ernst zu nehmenden Gefahren aussetzen.

Da Impfen ein so komplexes und emotional beladenes Thema ist, werden wir uns im Kapitel 9 noch ausführlich damit beschäftigen. Dann werden wir auch beleuchten, ob es tatsächlich einen Zusammenhang zwischen Allergieentstehung und Impfen gibt. Mit dem Fokus auf die Lebensführung und weg von Krankheiten zeigen sich auch bei der Nahrungsmittelauswahl der anthroposophisch lebenden Kinder deutliche Unterschiede: Sie aßen (a) viel häufiger fermentierte Gemüse, (b) ernährten sich vorwiegend von biologisch produzierten Produkten und wurden (c) im Schnitt länger gestillt als die Kontrollkinder. »Und was hat das mit Allergieprävention zu tun?« werden Sie sich vermutlich fragen. Sehr viel mehr, als auf den ersten Blick zu ahnen ist. Sehen wir uns die genannten Unterschiede mal genauer an:

(a) Fermentierte Gemüse sind eine in Vergessenheit geratene, hervorragende Quelle für Bakterienkulturen, die die wünschenswerten Milchsäurebakterien (Laktobazillen/Bifidobakterien) der Darmflora in ihrem Wachstum fördern (siehe Kapitel 7).

Björksten und Mitarbeiter (1999) konnten zeigen, dass die Darmflora von estnischen Säuglingen (Estland hat eine niedrige Allergierate) einen deutlich höheren Anteil an Laktobazillen aufweist als die von schwedischen (Schweden hat eine hohe Allergierate). Zusätzlich stellten sie fest, dass Kinder mit Allergien offenbar weniger Laktobazillen und Bifidobakterien im Darm haben als Kinder ohne Allergien. Die Puzzleteile fügen sich allmählich zusammen.

(b) Über die potenzielle Wirkung einer vorwiegend biologischen Ernährung kann an dieser Stelle nur spekuliert werden. Vermutlich kommt vor allem der Fettzusammensetzung eine bedeutende Rolle zu. Eine holländische Studie konnte zeigen, dass Stillende, die sich vorwiegend biologisch ernähren und folglich bei Milch, Milchprodukten und Fleisch die Biovariante verzehrten, höhere CLA-Fette in der Muttermilch aufweisen als Stillende, die sich konventionell ernähren (Rist et al. 2007). CLA ist die Kurzform für »konjugierte Linolsäure«, eine mehrfach ungesättigte Fettsäure, die als Schutzfaktor, insbesondere im Hinblick auf allergische Atemwegserkrankungen, diskutiert wird.

(c) Inwieweit die Länge des Stillens entscheidend ist oder ob es nicht vielmehr darum geht, dass überhaupt gestillt wurde, wird sich nicht klären lassen. Sicher ist, dass das Stillen eine günstige Darmflora, vor allem die Bifidoflora, beim jungen Säugling fördert.

Es wurde im Anschluss auch noch eine zweite, vergleichbare Untersuchung zum anthroposophischen Lebensstil mit dem schönen Namen PARSIFAL in fünf europäischen Ländern durchgeführt. Diese kam zu ganz ähnlichen Ergebnissen (Flöistrup et al. 2006). Doch wenn so viele mögliche Einflussfaktoren gefunden werden, ist es schwierig, den eigentlich verantwortlichen Unterschied herauszufinden. Aber EINE Schlussfolgerung ist tatsächlich plausibel und bestätigt sich auch in anderen Untersuchungen: Ein »ursprünglicher« Lebensstil hat offenbar eine schützende Wirkung in Richtung Allergieentwicklung.

Diese und ähnliche Aussagen finden auch in den mehr als häufig zitierten »Bauernhofstudien« ihre Bestätigung. Durch die Presse ging um die Jahrtausendwende, dass Kinder, die auf dem Land aufwachsen, seltener allergische Atemwegserkrankungen als Stadtkinder bekommen. Genauer gesagt: Kinder, die »im« Kuhstall groß werden, entwickeln offensichtlich einen Schutz gegen allergische Erkrankungen. Und dieser Satz ist nicht nur plakativ gemeint, er stimmt tatsächlich so. Das Foto, das in diesem Zusammenhang am häufigsten auf wissenschaftlichen Kongressen gezeigt wurde, zeigt einen Säugling in einer Babyschale im Kuhstall liegend, während die Mutter im Hintergrund den Stall ausmistet. Schützend ist nämlich nicht allein das Landleben, sondern vor allem der frühe enge Tierkontakt.

PARSIFAL – »Prevention of allergy risk factors for sensitization in children related to farming and anthroposophic lifestyle« – ist eine Studie, die sich mit den Risikofaktoren für Allergieentstehung im Zusammenhang mit bäuerlicher und anthroposophischer Lebensweise befasst hat.

Es wäre jetzt unrealistisch, alle Stadtkinder im Urlaub auf den Bauernhof schicken zu wollen. Es ist auch fraglich, ob damit die Allergierate wirklich niedriger würde. Viel wahrscheinlicher ist, dass die »umhegten« Stadtkinder aus ihren sauberen Wohnungen mit der hohen Keimbelastung im Kuhstall so plötzlich gar nicht klar kämen und möglicherweise sogar noch häufiger Allergien entwickeln würden. Doch Kinder, die von klein auf praktisch im Kuhstall aufwachsen, unterscheiden sich in noch einem wesentlichen Punkt von Stadtkindern: Sie trinken die Milch vom eigenen Hof und keine Milch aus dem Supermarkt. Womit wir erneut beim Thema Milch wären.

Die bereits genannte PARSIFAL-Studie hat sich der Frage der Bauernhofmilch gewidmet (Waser et al. 2006). Man fand tatsächlich einen bemerkenswerten Zusammenhang: Wurde Bauernhofmilch – möglichst schon vor dem ersten Geburtstag – getrunken, sah man weniger kindliches Asthma, Heuschnupfen und weniger positive Allergietests gegen die Allergene, mit denen das Immunsystem auf einem Bauernhof konfrontiert wird. Die Auseinandersetzung mit dem hohen Keimgehalt unbehandelter Milch trainiert das Immunsystem offenbar, normal zu reagieren. Die Überlegung würde allerdings voraussetzen, dass die Milch wirklich auch roh getrunken wurde. Denn Abkochen tötet schließlich die meisten Keime ab. Doch auch auf Bauernhöfen wird die Milch vor dem Verzehr häufig abgekocht.

Es wäre daher vorschnell und vor allem unverantwortlich zu fordern, dass die etablierte Empfehlung, Rohmilch vor dem Verzehr abzukochen, im Sinne der Allergieprävention aufgehoben werden sollte. »Rohmilch für alle« – eine solche Empfehlung würde Tür und Tor öffnen für schwere Magen-Darm-Infektionen im frühen Kindesalter.

Möglicherweise ist es auch gar nicht die Keimbelastung, die Bauernhofmilch so interessant im Hinblick auf einen Schutz vor Allergien macht. Es mag auch der natürliche, hohe Fettgehalt oder aber die Zusammensetzung des Milchfettes sein. Normale Trinkmilch, wie sie im Supermarkt zu kaufen ist, enthält nur unwesentliche Anteile von ungesättigten Fettsäuren. Ein Teil der untersuchten Höfe lag aber in den Schweizer Alpen, wo die Tiere im Sommer draußen auf der Weide grasen und im Winter vorwiegend Silage (also getrocknetes und fermentiertes Gras – eine Art Sauerkraut für Tiere) bekommen.

Das hat zur Folge, dass die Kühe mehr der wichtigen ungesättigten Fettsäuren bilden. Vor allem die wertvollen Omega-3-Fettsäuren, aber auch die bereits genannten CLA-Fette werden als mögliche Schutzfaktoren gegen allergische Erkrankungen diskutiert. Zudem ist ein ursprünglicher Lebensstil bei den Tieren, deren Produkte wir verzehren, hinsichtlich Allergieprävention offenbar vorteilhaft – und für sie selbst natürlich auch.

Die neue Sichtweise, die sich nach und nach durchsetzte, konzentrierte sich nicht mehr auf Krankheitserreger, sondern auf nicht krank machende Keime aus der Umwelt. Und plötzlich wurden auch Nahrungsmittel oder bestimmte Nahrungsmittelinhaltsstoffe als hilfreicher Einflussfaktor, einer Allergieentwicklung vorzubeugen, eingestuft. Während die »Hygiene-Hypothese« sich in erster Linie auf frühkindliche Infektionen und Keimbelastung im negativen Sinne konzentrierte, wissen wir heute, dass auch nicht krank machende Keime eine ähnlich effektive Wirkung auf unser Immunsystem haben. Aber das als Appell zu verstehen, von heute an unsere Wohnung nicht mehr sauber zu machen und Hygienemaßnahmen zu vernachlässigen, ist nach aktuellem Wissensstand nicht gerechtfertigt. Die Wahrheit scheint dazwischen zu liegen. Es ist biologisch absolut plausibel, dass die Auseinandersetzung mit der Umwelt die Abwehrmechanismen stärkt und in eine gesundheitsförderliche Richtung lenkt. Training ist nicht nur im Sport von Bedeutung. Eine Grundvoraussetzung für die Anpassung an die Umwelt und – beim Thema Allergie – für eine Ausbildung von Toleranz ist ein adäquater Belastungsreiz! Erinnern Sie sich an die Abbildungen aus Kapitel 2? Die normale Immunreaktion auf einen harmlosen Stoff aus der Umwelt (beispielsweise ein Lebensmittel) ist die Erkennung und die Einschätzung, dass es sich um keine Gefahr für den Körper handelt. Diese richtige Bewertung muss erst erlernt werden.

Wie Keime es schaffen, unser Immunsystem auf Trab zu bringen, ist noch nicht vollständig geklärt. Da es für das Immunsystem offenbar unwichtig ist, ob ein Keim krank machend oder nicht krank machend ist, können wir annehmen, dass es sich um generelle Eigenschaften oder Bestandteile von Keimen handelt. Ins Licht der Forschung ist seit einiger Zeit das Endotoxin gerückt, ein Bestandteil der Außenhülle gramnegativer Bakterien. Dieses Endotoxin war in hohen Mengen auf Bauernhöfen mit Tierhaltung nachzuweisen. Und zwar nicht nur im Stall, sondern auch in Wohnräumen, in Matratzen und auf dem Fußboden (v. Mutius et al., 2000).

Die Gramfärbung ist ein Verfahren, um Bakterien nach ihren Zellwandeigenschaften zu unterteilen. Abhängig davon, ob sie auf die Färbung ansprechen oder nicht, werden sie in grampositiv und gramnegativ eingeteilt.

Auch bei einem Vergleich zwischen Estland und Schweden hat man Messungen des Endotoxingehaltes im Hausstaub durchgeführt und diese mit der Allergiehäufigkeit in Zusammenhang gebracht. Für Estland, wo Allergien nur eine geringe Rolle spielen, ergaben sich hohe Endotoxinwerte. Für Schweden dagegen war der Endotoxingehalt deutlich geringer, und dort sind allergische Erkrankungen an der Tagesordnung (Böttcher et al. 2003). Mit anderen Worten: Je niedriger der Endotoxingehalt im Hausstaub, desto höher war das Risiko, eine allergische Erkrankung innerhalb der ersten zwei Lebensjahre zu entwickeln.

Wenn wir uns heute mit Allergieprävention beschäftigen, geht es in erster Linie um eine effektive Unterstützung der Toleranzentwicklung – also um eine bewusste Konfrontation – und weniger um die Meidung bestimmter Einflussfaktoren. Die Jahre des rasanten Anstiegs der Allergien werden inzwischen eher so interpretiert, dass in dieser Zeit schützende Einflüsse aus der Umwelt gänzlich weggefallen sind oder zumindest nicht mehr ausreichend vorhanden waren. Der bisher durchgeführte Meidungsansatz hat nur noch in wenigen Bereichen seine Berechtigung. Beim Rauchen ist Karenz immer noch die beste Präventionsstrategie, und auch zur Verhinderung von Katzenhaarallergien wird nach wie vor auf Meidung gesetzt. Da Katzenhaarallergien schlecht therapierbar sind und die Katzenallergene fast überall vorkommen, möchte man Katzenhaarallergien – wenn irgendwie möglich – verhindern. Deshalb heißt die Präventionsstrategie für alle Kinder, in deren Familie irgendeine allergische Erkrankung vorkommt, immer noch »Katze abschaffen oder gar nicht erst anschaffen«. Dieses emotional beladene Thema werden wir in Kapitel 8.3.2 noch einmal ausführlich diskutieren. Bis dahin geht es jetzt aber erst einmal um die bewusste Konfrontation mit der Umwelt als Präventionsstrategie.

Bewusst essen statt Verzicht!

Unser neues Ziel heißt: Toleranzentwicklung fördern. Dazu müssen wir, wie schon angekündigt, in einigen aber wesentlichen Punkten umdenken. Vor allem, was den Aspekt eines vorbeugenden Verzichts bei der Ernährung angeht, ist ein Richtungswechsel dringend erforderlich!

Zum Glück ist nicht alles falsch, was in der Vergangenheit aus Gründen der Allergieprävention unternommen wurde. Der günstige Einfluss des Stillens ist nach wie vor unumstritten. Nach neuesten Erkenntnissen ist lediglich die empfohlene Dauer des ausschließlichen Stillens inzwischen kürzer. Auch an den Empfehlungen für einen geeigneten Muttermilchersatz hat sich wenig geändert. Die aktuellen Empfehlungen werden im folgenden Text ausführlich beschrieben. Ein Umdenken ist besonders bei der Ernährung von Mutter und Kind erforderlich. Jahrelang standen Meidung und Verzicht ganz oben auf der Liste vorbeugender Maßnahmen. Der Erkenntnisstand der Wissenschaft hat sich in den letzten Jahren so maßgeblich geändert, dass sich bisherige Empfehlungen nicht aufrechterhalten lassen. Im Klartext: Durch Meidung können Allergien nicht verhindert werden. Der kindliche Organismus muss sich zur richtigen Zeit mit seiner Umwelt, zu der eben auch Nahrungsmittel gehören, auseinandersetzen, um sein Immunsystem auf die »richtige Spur« zu bringen.

Letztendlich heißt Umdenken beim Thema Ernährung nichts anderes, als sich dem eigentlich Wesentlichen zuzuwenden. Denn eine gesunde Ernährung beinhaltet alle Lebensmittelgruppen – ohne Verzicht. Sowohl in der Schwangerschaft, als auch während der Stillzeit ist eine bewusste Ernährung der Mutter entscheidend für das Wachsen und Gedeihen des Kindes. Häufig vernachlässigt: Es muss auch ganz bewusst dafür gesorgt werden, dass kein Raubbau am

Körper der Mutter betrieben wird. Denn die Priorität der Natur liegt offensichtlich beim Nachwuchs. Anders ausgedrückt: Im Zweifelsfall stellt die Mutter mehr Nährstoffe bereit, als es für sie selbst gut ist. Aber ohne eine gesunde, ausreichend versorgte Mutter wird es auch für das Kind schwierig. Von daher dient die Ernährung der Mutter als Basis, dass es beiden an nichts fehlt. Essen ist aber nicht nur ein Mittel, um Hunger zu stillen. Es erfüllt auch andere Bedürfnisse, körperliche wie soziale: gemeinsam genießen, gemütlich beisammen sitzen, Zeit für einen Austausch und vieles mehr. Da ist es umso wichtiger, dass es beim Essen so wenige Einschränkungen wie möglich gibt. Sowohl die schwangere als auch die stillende Frau soll diese wichtige Lebensphase in vollen Zügen genießen dürfen.

Das Umdenken betrifft aber nicht nur die Ernährung der Mutter. Auch beim Säugling gilt es, die ursprünglichen Aufgaben der Ernährung wieder mehr in den Vordergrund zu stellen. Anfangs wird der neue Erdenbürger über die Muttermilch ausreichend versorgt. Diese frühe Lebensphase ist besonders wichtig. Denn das Stillen geht in seiner Bedeutung weit über die Sättigung hinaus. Wie bereits ausführlich in Kapitel 4 beschrieben, vermittelt das Stillen neben einer optimalen Versorgung mit Nährstoffen Nähe, Geborgenheit, Sicherheit und versorgt den Säugling mit wichtigen Abwehrstoffen gegen Keime der Umwelt. Wenn die Mutter damit beginnt, das Kind an »feste« Kost zu gewöhnen – in Realität ist es ja Brei und keine Festkost – bekommt Essen einen neuen Stellenwert. Etwas Neues wird ausprobiert und entdeckt. Es schmeckt anders, es riecht anders, es lässt sich greifen, fühlen, manschen, es sieht anders aus. Es provoziert neue motorische und sensorische Erfahrungen. Ein neuer Lebensabschnitt beginnt. Auch in dieser Phase geht es selbstverständlich darum, Hunger zu stillen und eine optimale Versorgung mit Nährstoffen zu gewährleisten. Aber für den Säugling geht es um viel mehr. Sozialisation findet statt. Geschmacksentwicklung beginnt, Vorlieben können entstehen. Der Nachwuchs rückt auf in den Kreis seiner Mitmenschen, indem er »mitessen« darf. Ist es nicht erleichternd, wenn Sie diese spannende Zeit so, wie sie ist, genießen dürfen, ohne sich über das Allergierisiko Ihres Kindes Gedanken machen zu müssen?

Damit Sie nicht meinen, dass es unsererseits nur ein paar gute Tipps aus dem Bauch heraus sind, sondern deutlich wird, dass es für die beschriebenen Zusammenhänge gute Belege gibt, werden wir Sie in den nächsten Kapiteln mit genau dieser Beweislage konfrontieren und vertraut machen. Nicht, dass »aus dem Bauch heraus« schlecht ist, aber wenn es zu dem instinktiv richtigen Verhalten auch noch eine gute unterstützende Beweislage gibt, fällt das Umdenken bestimmt leichter. Und man hat viele Argumente gegen die ewigen Zweifler. Die Empfehlungen, die sich aus den folgenden Kapiteln ergeben, basieren auf den aktuellsten wissenschaftlichen Erkenntnissen. In der Fachsprache heißt das »evidenzbasiert«. Darunter versteht man eben die beste verfügbare Beweislage, die sich derzeit durch hochwertige wissenschaftliche Untersuchungen ergibt. Bis 2004 gründeten sich Präventionsempfehlungen auf einzelnen Untersuchungen, deren Ergebnisse jeweils als Beweise für die Sinnhaftigkeit bestimmter Maßnahmen herangezogen wurden. Erst 2004 wurde erstmals die Gesamtheit der vorhandenen Untersuchungsergebnisse zum Thema Allergieprävention durch eine systematische Suche und Auswertung einschlägiger aussagekräftiger Literatur erfasst. Erst durch dieses Vorgehen wurde offensichtlich, dass es tatsächlich für viele der bis dahin gegebenen Empfehlungen keine wirklich guten Beweise, in manchen Fällen sogar nicht mal ernst zu nehmende Hinweise gab.

Leitlinie Allergieprävention – wissenschaftliche Empfehlungen nach höchstem Standard

Nach einer umfassenden systematischen Literatursuche wurden aussagekräftige Untersuchungen herausgefiltert und nach strengen methodischen Qualitätskriterien bewertet (Einteilung in sogenannte Evidenzgrade). In einem vorgegebenen Konsensverfahren durch eine interdisziplinäre Gruppe von Experten wurde die wissenschaftliche Beweislage in konkrete Empfehlungen umgearbeitet. Für jede Empfehlung wurde eine sogenannte Empfehlungsklasse (A, B, C) vergeben, die die Stärke und die Güte der jeweiligen Empfehlung ausdrücken soll. Die höchste Empfehlungsklasse ist A.

Diese »Leitlinie zur Allergieprävention« war die erste und bislang immer noch weltweit einzige Leitlinie zur Prävention, deren Empfehlungen nach dem höchsten methodischen Standard entwickelt wurden. Die erste Veröffentlichung dieser evidenzbasierten Leitlinie erfolgte im Jahre 2004 (Schäfer et al. 2004). Die damalige Fassung ist nach fünf Jahren überarbeitet und in wesentlichen Teilen verändert worden. 2009 wurde die aktualisierte Leitlinie zur Allergieprävention veröffentlicht, deren Empfehlungen mit Nennung der jeweiligen Empfehlungsklasse in den folgenden Kapiteln wiedergegeben werden.

6.1 Stillen als Vorbeugung vor Allergien!

Stillen in den ersten Lebensmonaten hat – unabhängig von den vielen generellen Vorteilen – einen vorbeugenden Effekt hinsichtlich der Entwicklung aller allergischen Erkrankungen. Dies lässt sich durch eine Vielzahl von Studien eindeutig belegen. Damit ist die Ausbildung eines Asthmas oder einer anderen allergischen Erkrankung beim Nachwuchs nicht ausgeschlossen, aber das Risiko, das ja durchaus durch die familiäre Veranlagung vorhanden sein kann, ist gemindert. Mit dem heutigen Wissensstand ist es entgegen der landläufigen Empfehlung nicht zu rechtfertigen, die Kinder bis zu sechs Monaten ausschließlich zu stillen. Die Gesamtheit der wissenschaftlichen Untersuchungen spricht aber eindeutig dafür, dass eine viermonatige Vollstillzeit zur Verhinderung der Erkrankungen Neurodermitis, Heuschnupfen und Asthma sehr sinnvoll ist.

Fazit: Die aktuelle Präventionsleitlinie der führenden Experten empfiehlt, vier Monate lang ausschließlich zu stillen. Der möglichen Verlängerung der Vollstillzeit auf sechs Monate wird keine Sinnhaftigkeit mehr zugeschrieben. Die konkrete Empfehlung, für die es eine exzellente Beweislage gibt, heißt nun:

> **Stillen:** *Die vorliegenden Daten unterstützen überwiegend die Empfehlung zum ausschließlichen Stillen über vier Monate zur Prävention atopischer Erkrankungen. (Empfehlungsklasse A)*

6.2 Und wenn nicht gestillt werden kann?

Auch wenn Stillen als die beste Ernährung für den Säugling eingeschätzt wird, muss es Empfehlungen für einen geeigneten Ersatz geben. Es wird immer Mütter geben, die nicht stillen können oder nicht wollen. Auch sie sollten in puncto Allergieprävention gut beraten sein. An der Einschätzung eines geeigneten Muttermilchersatzes hat sich in den letzten Jahren auch etwas geändert. Bei Risikokindern, also solchen mit familiärer Veranlagung, sind im Sinne der Allergieprävention Säuglingsnahrungen, deren Eiweißanteil verändert und damit in der Allergenität vermindert ist (siehe Kapitel 3), den »normalen« Säuglingsanfangsnahrungen vorzuziehen. Für Kinder ohne familiäre Vorbelastung (= Nichtrisikokinder) werden alternativ oder zusätzlich zur Muttermilch normale Säuglingsanfangsnahrungen empfohlen.

Noch 2004 wurde in den offiziellen Leitlinien die Empfehlung für teil-weise (partiell) hydrolysierte Nahrungen ausgesprochen und Stark-hydrolysate (extensiv hydrolysiert, siehe Kapitel 3, Abbildung Seite 21) auf Basis von Kasein als Option für besonders gefährdete Kinder genannt. Die aktuelle Empfehlung aus 2009 macht keinen Unter-schied mehr zwischen den verschiedenen Hydrolysegraden! Der Grund dafür ist banal: Nicht alle auf dem Markt befindlichen Hydroly-sate sind überhaupt jemals auf ihre allergiereduzierende Wirkung hin überprüft worden. Denn entsprechende Studien sind aufwendig und teuer. Das scheuen viele Hersteller. Zudem sollten solche Untersu-chungen möglichst herstellerunabhängig durchgeführt werden. Das Risiko für »ungünstige« Ergebnisse im Sinne der Produktvermarktung scheuen viele Produzenten ebenfalls.

Kasein ist ein Proteinbestandteil der Kuhmilch, die Molkenproteine machen das übrige Eiweiß aus.

Die bislang größte, unabhängige, deutsche Vergleichsstudie ist die sogenannte GINI-Studie (v. Berg et al. 2003, 2007, 2008). Von 1995 bis 1998 wurden über 2.000 Säuglinge mit einer familiären Veranlagung für Allergien nach dem Zufallsprinzip in vier Gruppen unterteilt. Die erste Gruppe erhielt eine normale Säuglingsnahrung, die zweite Gruppe bekam ein teilhydrolysiertes Präparat auf Molkenbasis, die dritte ein Starkhydrolysat ebenfalls auf Molkenbasis und die letzte Gruppe ein Starkhydrolysat auf Kaseinbasis. Eine ideale Vorausset-zung, um die Wirkungen der unterschiedlichen Säuglingsnahrungen zu vergleichen. Zu Beginn der Studie ging die Fachwelt davon aus, dass die normale Säuglingsnahrung am schlechtesten bezüglich Allergieprävention abschneiden würde. Das tat sie auch. Die nächst schlechtere Wirkung wurde für das Teilhydrolysat angenommen. Doch erstaunt musste man nach der Auswertung der Daten zur Kenntnis nehmen, dass das Teilhydrolysat besser abschnitt als das Starkhydrolysat auf Molkenbasis. Das widersprach dem damaligen Kenntnisstand auf ganzer Linie. Wie konnte ein Präparat, dessen All-ergenität nur teilweise vermindert war, besser sein als eines mit einer minimalen Restallergenität?

Aus heutiger Sicht erstaunen die Daten allerdings weniger. Möglicher-weise hat der Teilhydrolysathersteller mit seiner Argumentation Recht, dass gerade die Restallergenität die protektive Wirkung ausmacht. Nach dem aktuellen Wissensstand wäre das durchaus denkbar. Aber es gab noch die vierte Gruppe, nämlich die Säuglinge, die ein Stark-hydrolysat auf Basis von Kasein bekamen. Und diese Säuglinge ent-wickelten deutlich weniger allergische Erkrankungen, insbesondere entwickelten sie seltener eine Neurodermitis. Der Hydrolysegrad allein sagte offenbar noch nichts über die schützende und vorbeugende Wirkung aus. Sonst hätte das Starkhydrolysat auf Molkenbasis ähnlich gut abschneiden müssen wie das Starkhydrolysat auf Kaseinbasis. Das stellte alle damaligen Annahmen komplett auf den Kopf!

Das Fazit musste also heißen: nur Säuglingsnahrungen empfehlen, die sich in Studien als wirkungsvoll erwiesen hatten. Leichter gesagt als getan. Das Starkhydrolysat auf Molkenbasis gab es schon bei Bekanntwerden der Ergebnisse nicht mehr. Die Nahrung, die in der genannten Untersuchung am besten abschnitt und eine deutlich reduzierende Wirkung auf die Ausbildung einer Neurodermitis bewirkte, ist vom deutschen Markt genommen worden. Fragen Sie jetzt bitte nicht warum. Aus wissenschaftlicher Sicht ist diese Entscheidung des Herstellers nicht nachvollziehbar.

Geblieben – allerdings in leicht veränderter Form – ist das Teilhydrolysat, das fast ähnlich überzeugend abgeschnitten hatte. Da das Hydrolysierungsverfahren aber nicht verändert wurde, ist davon auszugehen, dass die Wirkung erhalten geblieben ist. Außerdem ist der Grund für die Veränderung der Zusammensetzung positiv zu bewerten: Dem Hersteller ist es gelungen, den Eiweißgehalt zu reduzieren und damit dem der Muttermilch anzunähern. Dies ist im Hinblick auf die Vorbeugung von Übergewicht sehr zu begrüßen, da ein erhöhter Eiweißgehalt in den ersten zwei Lebensjahren mit einer stärken Gewichtszunahme in Verbindung gebracht wird.

Wir wissen schlichtweg nicht, wie die anderen auf dem Markt befindlichen Hydrolysate im Vergleich dastehen. Viele Hersteller haben nach Bekanntwerden der Ergebnisse der GINI-Studie die Zusammensetzung ihres Produktes der des untersuchten Teilhydrolysats angepasst. Aber keines der zurzeit käuflichen Produkte ist so gut auf seine Wirkung hin untersucht worden wie die in der Studie verwendeten.

*Nicht mehr alle in den berücksichtigten Studien getesteten Säuglingsnahrungen sind in Deutschland noch erhältlich.

Muttermilchersatznahrung bei Risikokindern, 1. Teil — Wenn Stillen nicht oder nicht ausreichend möglich ist, ist die Gabe von partiell oder extensiv hydrolysierter Säuglingsnahrung* bei Risikokindern bis zum vollendeten vierten Lebensmonat zu empfehlen. (Empfehlungsklasse A)

> ### Muttermilchersatznahrung bei Risikokindern, 2. Teil — Soja-basierte Säuglingsnahrungen sind zum Zwecke der Allergie-prävention nicht zu empfehlen. (Empfehlungsklasse A)[2, 3]

[2] Unabhängig davon wird die Indikation für Säuglingsanfangsnahrungen auf Sojabasis von ernährungswissenschaftlichen Gesellschaften aus teilweise gesundheitsbedenklichen Gründen sehr eng gestellt (Ernährungskommission der Deutschen Gesellschaft für Kinder- und Jugendmedizin und Ernährungskommission der Schweizerischen Gesellschaft für Pädiatrie (2006): Stellungnahme zur Verwendung von Säuglingsnahrungen auf Sojaeiweißbasis. Monatsschr. Kinderheilkd. 2006, 154 (9): 913-916; ESPGHAN Committee on Nutrition (Agostoni C, Axelsson I, Goulet O, Koletzko B, Michaelsen KF, Puntis J, Rieu D, Rigo J, Shamir R, Szajewska H, Turck) (2006): Soy protein infant formulae and follow-on formulae: a commentary by the ESPGHAN Committee on Nutrition. J. Pediatr. Gastroenterol. Nutr. 42: 352-361)

[3] Es gibt derzeit keine Belege für eine allergiepräventive Wirkung anderer Tiermilchen, wie Ziegen-, Schafs- oder Stutenmilch.

Ein Wort zu Soja!

Aufgrund der Beweislage vor 2004 wurde die Gabe von Säuglings-nahrungen auf Sojabasis im zweiten Lebenshalbjahr als problema-tisch eingeschätzt. Bis zu diesem Zeitpunkt wurde häufig vor Soja-nahrungen aufgrund eines erhöhten Sensibilisierungsrisikos gewarnt und der Einsatz nicht vor dem ersten Geburtstag empfohlen. Neuere Studien (Klemola et al. 2002; Zeiger et al. 1999) zeigten aber ein-deutig, dass die Gefahr der Sensibilisierung vor allem für das erste Lebenshalbjahr bestand, im zweiten Halbjahr das Risiko dagegen nicht mehr erhöht war. Auch heute wird – im Sinne der Allergiepr ä-vention – der Einsatz von Soja nach dem ersten Lebenshalbjahr nicht als problematisch angesehen. Allerdings gibt es inzwischen gesund-heitliche Bedenken aufgrund östrogenähnlicher Substanzen, der sogenannten Phytoöstrogene. Diese Substanzen sind Pflanzenstoffe, die – wie der Name schon sagt – Ähnlichkeiten zu den menschlichen Östrogenen haben. Der ähnliche chemische Aufbau dieser pflanzli-chen Substanzen führt dazu, dass die Phytoöstrogene an die Östro-genbindungsstellen anheften und den menschlichen Stoffwechsel damit beeinflussen können.

Die Expertenrunde positioniert sich in der aktuellen Leitlinie eindeu-tig gegen Säuglingsnahrungen auf Sojabasis – auch nach dem ersten Lebenshalbjahr.

6. 3 Die Ernährung der Mutter – der erste Lernprozess fürs Kind

Die Ernährung der Mutter spiegelt sich in der qualitativen Zusammensetzung der Muttermilch wider. Alles, was die Mutter zu sich nimmt, lässt sich in Spuren in der Muttermilch nachweisen – auch Nahrungsmittelallergene! Lange ist dieses Wissen als Risiko angesehen worden. Das Vorhandensein bestimmter Allergene schaffte so die Möglichkeit, sich zu sensibilisieren, also IgE-Antikörper zu bilden. Strenge Verfechter des Meidungsansatzes vertraten sogar die Ansicht, dass eine Sensibilisierung schon während der letzten Schwangerschaftswochen – also im Mutterleib – möglich sei. An dieser Sichtweise hat sich einiges geändert. Die Einschätzung, dass Allergene in der Muttermilch ein Sensibilisierungsrisiko darstellen, ist nur für eine ganz kleine Zahl von sehr empfindlichen Säuglingen zutreffend. Dieser Vorgang ist also die Ausnahme, nicht die Regel. Vermutlich ist es viel eher so, dass diese Bestandteile in der Muttermilch den ersten Lernprozess für den Säugling darstellen und ihm ermöglichen, gerade nicht allergisch, also abwehrend, sondern tolerant zu reagieren. Wir sollten immer bedenken: Der Normalfall ist die Toleranzentwicklung, nicht die Sensibilisierung.

6.3.1 Milch, Ei, Weizen, Nüsse – auf Wertvolles verzichten?

Bereits 2004 wurde die Beweislage für strenge Auslassdiäten während der Schwangerschaft in der Leitlinie zur Allergieprävention als nicht gesichert bewertet. Daher wurde Familien ohne Allergierisiko davon abgeraten, in der Stillzeit potenzielle Nahrungsmittelallergene aus dem Speiseplan der Mutter zu streichen.

Nur für stillende Mütter von Risikokindern sah man die Möglichkeit, dass eine Auslassdiät das Risiko für die Entwicklung einer Neurodermitis reduzieren könnte. Gleichzeitig wies man allerdings sehr deutlich darauf hin, dass der mögliche Nutzen gegen das Risiko einer Mangelernährung für Mutter und Kind abgewogen werden sollte. Damit war erstmals nachdrücklich betont, dass die Empfehlung zur vorbeugenden Meidung bestimmter Nahrungsmittel immer das Risiko für einen Nährstoffmangel nach sich zieht – vor allem dann, wenn es sich um Grundnahrungsmittel handelt.

Trotz der kritischen Sicht der Experten blieben nahezu alle gängigen Präventionsstrategien lange – zum Teil leider bis heute – beim Karenzansatz: Und der betraf fast immer den Verzehr von Grundnahrungsmitteln und damit wesentlich die Zusammenstellung der täglichen Ernährung. Die herkömmlichen Empfehlungen lauteten ja nicht, dass Stillende Kiwis und Fenchel meiden sollten. Vielmehr wurde »mal eben« Milch, Hühnerei, Weizen, Soja, Fisch und anderes aus der täglichen Ernährung verbannt! Ob jemand die praktische Umsetzung solcher Empfehlungen und deren Auswirkungen auf die Lebensqualität bedacht hat?

Mit der Expertenaussage von 2004, dass solche strengen Auslassdiäten in ihrer Wirkung nicht gesichert seien, wurde zumindest wissenschaftlich klar und deutlich Position bezogen. Diese neue Sichtweise spiegelte sich dann auch in anderen Stellungnahmen wider. Doch leider dauert – wie oft – die Umsetzung in die Praxis lange.

Die bedeutendste unabhängige Stelle zur Bewertung wissenschaftlicher Daten veröffentlichte 2008 – endlich – eine wissenschaftliche Übersicht. Das Fazit: Die Beweislage für einen Nutzen mütterlicher Diäten während der Schwangerschaft sei nicht mehr vorhanden, aber es bestünden Risiken solcher Maßnahmen. Insbesondere eine niedrigere Gewichtszunahme im Mutterleib, ein erhöhtes Risiko für eine Frühgeburt und ein niedrigeres Geburtsgewicht (Kramer 2008). Damit waren die Risiken mütterlicher Diäten deutlich von höchster Stelle benannt. Doch Auslassdiäten sind nicht nur risikoreich. Schon vor 20 Jahren gab es Hinweise, dass Auslassdiäten gar nicht zur Vermeidung von Allergien beitragen: Anfang der 1990er-Jahre erregten die Ergebnisse einer wissenschaftlichen Arbeit großes Aufsehen, denn die Untersucher stellten damaliges Wissen komplett auf den Kopf.

Fälth-Magnusson und Mitarbeiter (1992) untersuchten die Auswirkung einer Milch- und Hühnereimeidung im letzten Schwangerschaftsdrittel und in der Stillzeit auf die Entstehung atopischer Erkrankungen bei Säuglingen. Nach fünf Jahren war die Häufigkeit eines atopischen Ekzems, eines Heuschnupfens und eines allergischen Asthmas in beiden Gruppen vergleichbar. Und doch gab es einen wesentlichen Unterschied: Die Kinder, deren Mütter »Diät« gehalten hatten (Interventionsgruppe), vertrugen zu sieben Prozent kein Hühnerei, während aus der Kontrollgruppe kein Kind auf Hühnerei reagierte.

Im Klartext: Die Hühnereimeidung hatte nicht, wie erhofft, Allergien verhindert, sondern den Weg dahin offenbar sogar geebnet!!!

Selbst in einer kleinen Studie von Zeiger und Mitarbeitern (1995), die kurzzeitig tatsächlich einen schützenden Effekt für die Ausbildung einer nahrungsmittelabhängigen Neurodermitis ergeben hatte, hoben sich die Unterschiede zwischen Interventions- und Kontrollgruppe binnen kurzer Zeit auf. Und es lässt sich schwer sagen, wodurch dieser kurzzeitig günstige Effekt zustande kam. Denn die Mütter stillten sechs Monate ausschließlich und hielten bei verschiedenen Nahrungsmitteln eine Auslassdiät ein. Und wenn nicht oder nicht ausschließlich gestillt werden konnte, bekamen die Kinder ein Starkhydrolysat auf Kaseinbasis. Aber – das verwendete Starkhydrolysat war genau jene Nahrung, die sich in der GINI-Studie als die wirksamste zur Verhinderung einer allergischen Erkrankung, insbesondere von Neurodermitis, herausgestellt hatte. Hier wurden also mehrere Präventionsansätze miteinander kombiniert! Diese Mischung von Verhaltensänderungen war nicht gerade hilfreich bei der Einschätzung, woher die beobachteten positiven Effekte herrührten.

Bei den Kindern in der Studie wurden bis zum ersten Geburtstag Kuhmilch, Soja, Getreide und Zitrusfrüchte und sogar bis zum zweiten Geburtstag Eier, Nüsse und Fisch gemieden. Stellen Sie sich einmal das Essverhalten der Kinder im Alltag vor: Wo immer diese Kinder hingehen und sie verpflegt werden, müssen Verbote überprüft, muss Verzicht geübt werden. Aber nun kommt es: Nach sieben Jahren gab es keinen Unterschied zwischen »Normal«- und »Spezialernährten«.

Ganz ehrlich: Wenn es nur einen geringen Nutzen für kurze Zeit gibt, lohnt es sich dann, Kuhmilch, Eier und Nüsse aus der Ernährung der Mutter zu entfernen und beim Kind bis zum ersten oder sogar dem zweiten Geburtstag diverse Grundnahrungsmittel zu meiden??? Nicht wirklich, oder? Schon gar nicht, wenn man bedenkt, wie groß das Risiko für eine Mangelernährung bei Mutter und Kind ist.

Mühsam gelebter Verzicht sollte hinterfragt werden!

Aufgrund neuerer Untersuchungen stellt sich immer mehr die Frage, warum auf wertvolle Nahrungsmittel verzichtet werden sollte, wenn der Nutzen eines Verzichts nach wie vor fraglich ist oder sehr »teuer« erkauft werden muss.

Alles spricht nunmehr dafür, dass es vor allem im Bereich der Ernährung darum gehen muss, Schutzfaktoren zu stärken und das Immunsystem von Anfang an in die richtige Richtung zu lenken, ihm Reibungsfläche zum rechten Zeitpunkt anzubieten. Gestützt wird diese Einschätzung durch eine holländische Studie, in der schwangere Frauen nach ihren Essgewohnheiten befragt und ihre Kinder dann über acht Jahre im Hinblick auf auftretende Asthmasymptome beobachtet wurden. Ein besonderes Augenmerk war auf die Verzehrshäufigkeit von Fisch, Eiern, Milch und Milchprodukten sowie von Nüssen und Erdnüssen gerichtet. Damit war vieles in der Ernährung der untersuchten Mütter enthalten, das wir lange Zeit als »Risikolebensmittel« eingeschätzt hatten. Die Ergebnisse der Untersuchung zeigten noch einmal deutlich: Keine der untersuchten Lebensmittelgruppen, auch nicht ein regelmäßiger Verzehr von Erdnüssen und Nüssen, hatte einen Einfluss auf die Entstehung eines kindlichen Asthmas (Willers et al. 2008).

Eine Studie aus Großbritannien untersuchte ebenfalls mögliche Zusammenhänge zwischen der mütterlichen Ernährung während der Schwangerschaft und dem Auftreten von allergischen Erkrankungen bei Kindern im Alter von fünf Jahren. Ins Visier genommen wurden frisches Obst, Gemüse, Fruchtsäfte, Vollkornprodukte, Fisch und Milchprodukte. Das Ergebnis: Beim Verzehr von Äpfeln und von Fisch konnte ein schützender Effekt gefunden werden. Ein hoher Apfelverzehr senkte die Häufigkeit von asthmatischen Beschwerden im Alter von fünf Jahren. Fisch zeigte sogar eine schützende Wirkung auf alle allergischen Erkrankungen (Willers et al. 2007). Ausgerechnet Fisch, vor dem alle Welt immer gewarnt hatte. Diesem Lebensmittel haben wir deshalb auch ein eigenes Kapitel gewidmet. Denn die Schutzwirkung von Fisch ist nicht nur das Ergebnis dieser einen Untersuchung – sie zeigt sich in zahlreichen Arbeiten.

Spannend ist auch eine große Studie aus dem Mittelmeerraum. In der Untersuchung wurde die Ernährung der Mutter in der Schwangerschaft abgefragt und mit der Häufigkeit asthmatischer Beschwerden und positiver Pricktestbefunde – als Zeichen einer erhöhten Allergiebereitschaft – bei ihren Kindern im Alter von sechseinhalb Jahren in Zusammenhang gebracht.

Die Autoren konnten zeigen, dass eine mediterrane Ernährung der Mutter eindeutig einen schützenden Effekt auf die Entwicklung einer allergischen Bereitschaft beim Nachwuchs hat. Und nun raten Sie einmal, was die Qualitätskriterien für eine mediterrane Ernährung waren! Ein hoher Verzehr von Obst, Gemüse, Hülsenfrüchten, Getreide, Fisch, Nüssen, Olivenöl sowie Milch- und Milchprodukten. Für den Schutzeffekt war offenbar vor allem Kost mit hohen Gehalten an Gemüse, Hülsenfrüchten und – erneut – Fisch verantwortlich (Chatzi et al. 2008).

Und das Fazit für die tägliche Ernährung?

Alle genannten Untersuchungen zeigen deutlich, dass es keinen Grund gibt, auf wertvolle Lebensmittel wie Milch und Milchprodukte, Eier, Fisch, Nüsse und so weiter zu verzichten, in der Hoffnung, damit Allergien beim eigenen Kind zu vermeiden. Im Gegenteil – eine Ernährung, die alle genannten Lebensmittelgruppen beinhaltet und daneben reichlich Gemüse und Obst enthält, ist offenbar nicht nur zur Versorgung von Mutter und Kind optimal, sondern auch noch günstig im Sinne einer Allergievorbeugung. Vermutlich lernt das Kind sowohl im Mutterleib als auch über die Muttermilch seine Umwelt, in diesem Fall Nahrungsmittel, bereits kennen und sieht sie später, wenn es direkt mit ihnen in Kontakt kommt, nicht mehr als »gefährlich« an.

Diesen Erkenntnissen hat die aktuelle Leitlinie zur Allergieprävention Rechnung getragen, indem keine Diät im Sinne einer Allergenmeidung in Schwangerschaft und Stillzeit mehr empfohlen wird.

Mütterliche Ernährung in der Schwangerschaft und/oder Stillzeit, 1. Teil — Für eine Empfehlung zu diätetischen Restriktionen (Meidung potenter Nahrungsmittelallergene) während der Schwangerschaft oder Stillzeit gibt es keine Belege. (Empfehlungsklasse A)

6.3.2 Fisch – mehr als Jod und lebenswichtige Fette!

Die Allergieforschung befasst sich inzwischen immer gezielter mit der Frage, was konkret schützende Effekte ausmachen. Sie verlässt damit mehr und mehr den Weg der Allergenmeidung, zumindest im Bereich der Nahrungsmittel. Aufgrund diverser Studien haben sich verschiedene Denkansätze herauskristallisiert. Dabei hat man vor allem Antioxidantien aus Obst und Gemüse sowie auch Fette im Visier. Unter Antioxidantien fasst man sehr unterschiedliche Substanzen zusammen, die unterschiedlichste Kettenreaktionen im Körper beeinflussen und blockieren können. Bei den Fetten wollen wir einen Blick ins Detail wagen. Denn die schützende Wirkung wird insbesondere den lebenswichtigen langkettigen Omega-3-Fettsäuren aus dem Fisch zugesprochen.

Aber bevor wir uns ganz dem positiven Einfluss eines regelmäßigen Fischverzehrs widmen, ein paar generelle Überlegungen zum Thema Fett: Parallel zum Anstieg der allergischen Erkrankungen hat sich in unserem Fettverzehr einiges geändert. Es war die Zeit, in der tierische Fette verteufelt wurden. Die angeblich bösen gesättigten Fette wurden aus dem Speiseplan gestrichen und stattdessen erlebten pflanzliche Fette der unterschiedlichsten Herkunft einen Boom.

Doch in den meisten Ländern mit einer hohen Allergierate wurden nicht – wie in den Mittelmeerländern – Oliven als Ölquelle genutzt, sondern Sonnenblumen, Soja, Mais und Disteln. Während Olivenöl vor allem aus einfach ungesättigten Fettsäuren besteht, sind in Distel-, Sonnenblumen-, Soja- und Maiskeimöl an erster Stelle die sogenannten Omega-6-Fettsäuren enthalten. Und genau diese stehen schon lange im Verdacht, nicht ganz unbeteiligt am Anstieg der Allergierate zu sein. Aus Omega-6-Fettsäuren entstehen Gewebshormone (Botenstoffe), die beispielsweise auch entzündungsförderlich wirken. Ihre Gegenspieler sind die Botenstoffe, die aus Omega-3-Fettsäuren entstehen.

Damit die Entzündungshemmung einsetzen kann, müssen wir genügend dieser Omega-3-Fettsäuren zu uns nehmen. Auf das sinnvolle Verhältnis zueinander kommt es an! Aber durch die Dominanz von Distel-, Sonnenblumen-, Soja- und Maiskeimöl und daraus hergestellten Margarinen entartete das Omega-6- zu Omega-3-Verhältnis zulasten der weniger verzehrten Omega-3-Fettsäuren, was unter anderem als Risiko für Allergien diskutiert wird. Außerdem wurden die Öle selten im kalten Zustand (zum Beispiel für ein Salatdressing) verwendet, sondern vor allem als gehärtete Fette zum Brotaufstrich oder zum Backen, Braten und Frittieren eingesetzt. Bei dem Härtungsprozess können sich sogenannte Transfettsäuren bilden. Diese sind vor allem aufgrund ihrer ungünstigen Wirkung auf Blutfettwerte und Cholesterinspiegel in Verruf geraten. Folgen einer hohen Aufnahme von Transfettsäuren können Arterienverkalkung, Herzinfarkt und andere Erkrankungen sein. Aber auch beim Thema Allergieentwicklung gibt es Hinweise, dass die industriell »hergestellten« Transfettsäuren eine ungünstige Wirkung haben. Darauf kommen wir gleich noch einmal zu sprechen.

Spannend in diesem Zusammenhang sind Untersuchungsergebnisse, die zeigen, dass die Milch von Müttern, deren Kinder Neurodermitis entwickeln, arm an Omega-3- und reich an gesättigten Fettsäuren ist. Die untersuchenden Wissenschaftler betonen in diesem Zusammenhang, dass das Fettsäuremuster der Muttermilch mehr von dem Fett, das aus den Fettspeichern freigesetzt wird, beeinflusst ist, als durch die derzeitige Ernährung. Ihre Schlussfolgerung lautet daher, frühzeitig in der Schwangerschaft mit einer sinnvollen Ernährung zu beginnen (Hoppu et al. 2005). Diese Einschätzung wird durch andere Studien gestützt (Kankaanpää et al. 2001).

Es gibt allerdings auch Studien, die sehr wohl einen Effekt der Ernährung auch während der Stillzeit und nicht nur während der Schwangerschaft zeigen. Erinnern Sie sich an den vermuteten Zusammenhang zwischen Milchkonsum und Allergieentstehung bei den »Bauernhofstudien«? In Kapitel 5 wurde dieses Thema bereits angesprochen und auch auf eine holländische Studie zu dem Thema hingewiesen. Hier noch mal zur Erinnerung: Stillende Mütter, die sich biologisch ernähren und insbesondere bei Milch, Milchprodukten und Fleisch auf Bioprodukte zurückgreifen, weisen in ihrer Milch erhöhte Gehalte an den sogenannten CLA-Fetten auf (Rist et al. 2007).

Wahrscheinlich ist allerdings, dass die untersuchten Frauen sich auch in der Schwangerschaft schon biologisch ernährt haben. Damit wären die positiven Effekte auch auf die Ernährung vor der Stillzeit zurückzuführen. Für Sie als Schwangere oder Stillende und für Ihr Kind hat es auf jeden Fall Vorteile, in beiden Lebensphasen – Schwangerschaft und Stillzeit – Ihre Ernährung sehr bewusst zu gestalten.

Noch ein kleiner Ausflug zum Thema CLA-Fette:

Interessant an den CLA-Fetten ist die Tatsache, dass es sich bei dieser Gruppe von Fetten auch um sogenannte Transfettsäuren handelt. Aber Transfettsäure und Transfettsäure ist ganz offensichtlich nicht das Gleiche: Im Gegensatz zu den industriell hergestellten Transfetten, die zum Beispiel in Frittiertem, in Backwaren und in vielen Fast-Food-Produkten enthalten sind, handelt es sich bei den CLA-Transfettsäuren um ganz natürliche, die im Pansen der Wiederkäuer entstehen. Und diese CLA-Transfette sind ganz und gar nicht gesundheitsgefährdend! Sie scheinen überdies eine schützende Wirkung hinsichtlich vieler Erkrankungen, auch gegen Allergien, zu haben.

Jetzt aber – wie versprochen – noch einmal konkret zu den negativen Wirkungen industriell hergestellter Transfettsäuren: In einer großen deutschen Studie, die sich ebenfalls mit der Ernährung der Mütter im Hinblick auf die Entwicklung von allergischen Erkrankungen beim Nachwuchs befasste, zeigte sich deutlich, dass Mütter, die einen hohen Anteil von Margarine und pflanzlichen Fetten in ihrer Ernährung aufwiesen, häufiger Ekzeme bei ihren Kindern in den ersten zwei Lebensjahren beobachteten. Pflanzliches Frittierfett wurde zusätzlich abgefragt. Und – wie jetzt vermutlich schon von Ihnen erwartet – war ein hoher Verzehr durch die Mutter mit einer erhöhten Rate für Inhalationsallergien (Hausstaub, Katze, Schimmelpilze und Pollen) beim Kind verbunden. Dagegen waren Kinder von Müttern, die viel Fisch verzehrt hatten, seltener von Neurodermitis betroffen (Sausenthaler et al. 2007).

Diese Ergebnisse wurden durch eine Untersuchung in Kalifornien untermauert: Mütter, die in der Schwangerschaft mindestens einmal pro Monat fetten Fisch gegessen hatten, beobachteten seltener Asthmasymptome bei ihrem Nachwuchs als Mütter, die auf Fisch verzichteten. Die Auswirkungen waren dann besonders deutlich, wenn auch ein mütterliches Asthma vorlag. Wenn die Mütter allerdings anstelle von fettem Fisch Fischstäbchen gegessen hatten, erhöhte dies das Asthmarisiko. Verwunderlich? Nein, nicht wirklich. Für Fischstäbchen werden in der Regel Kabeljau oder Seelachs, also eher fettarme Fischsorten, verwendet. Außerdem sind Fischstäbchen ja noch in einem Teigmantel verpackt. Und da für die Zubereitung dieses Teigmantels traditionell Omega-6-fettsäurereiche Öle verwendet werden, ist der Anteil an Fischfett gering, der Anteil an Omega-6-Fettsäuren und Transfettsäuren, die beim Erhitzen entstehen, aber hoch. So schnell wird aus einem gesunden Lebensmittel, dem Fisch, eine Zubereitung mit mehr Nach- als Vorteilen (Salam et al. 2005).

Es gibt inzwischen noch viele weitere Hinweise aus der Literatur, dass Fisch, immerhin bis vor kurzem eines der am meisten gefürchtetsten Nahrungsmittelallergene, schützend auf die Entwicklung allergischer Erkrankungen wirkt! Spannend ist vor allem, dass wir diese Effekte nicht auf klimatische Unterschiede bei den untersuchten Bevölkerungsgruppen zurückführen können. Denn wir sehen sowohl in Studien aus Skandinavien als auch in Untersuchungen aus dem Mittelmeerraum diese positiven Wirkungen von Fisch.

Eine dänische Studie untersuchte die Wirkung von Fischöl im Rahmen einer Intervention: Es wurde die bewusste Gabe von Fischöl im Vergleich zu einer Kontrollgruppe ohne Fischöl getestet. Schwangere Frauen wurden drei Gruppen zugeordnet. Die erste und größte Gruppe bekam täglich Fischölkapseln, die zweite Olivenölkapseln und die dritte kein Supplement. Die zweite Gruppe diente als Vergleichsgruppe, da von Olivenöl kein Einfluss auf allergische Erkrankungen angenommen wurde. Die Gruppe ohne Supplement wurde als weitere Kontrollgruppe geführt. Der Nachwuchs dieser Frauen wurde 16 Jahre später hinsichtlich eines bestehenden Asthmas untersucht. Jugendliche, deren Mütter Fischölkapseln bekommen hatten, zeigten deutlich seltener Asthmasymptome als Jugendliche, deren Mütter Olivenölkapseln eingenommen hatten (Olsen et al. 2008).

Eine Studie aus Spanien konnte sogar eine sogenannte Dosis-Wirkungsbeziehung zeigen, was deutlich auf einen ursächlichen Zusammenhang hindeutet. Wenn die schwangeren Frauen ihren Fischverzehr von einmal pro Woche auf 2,5-mal pro Woche steigerten, senkte dieser Mehrkonsum an Fisch das Risiko für eine Neurodermitis ihrer Kinder mit einem Jahr und die Allergiebereitschaft mit sechs Jahren um mehr als ein Drittel (Romieu et al. 2007).

Ganz abgesehen von den schützenden Wirkungen des Fischöls im Hinblick auf Allergien, werden den langkettigen Omega-3-Fettsäuren auch Effekte wie eine günstige Gehirnentwicklung und damit eine bessere Koordinationsfähigkeit zugeschrieben (Dunstan et al. 2006). Zu einem kleinen Anteil sind Omega-3-Fettsäuren übrigens auch in Pflanzenölen, zum Beispiel in Raps-, Lein- und Walnussöl, zu finden, allerdings nicht in der langkettigen Variante. Darüber hinaus ist Fettfisch eine hervorragende Jodquelle, die während der Schwangerschaft und der Stillzeit genutzt werden sollte. Der einzige Nachteil eines hohen Fischkonsums ist die zum Teil hohe Belastung mit Schwermetallen, insbesondere Quecksilber. Problematisch wird vor allem ein hoher Gehalt an Methylquecksilber gesehen, da dieses ohne Weiteres in den kindlichen Organismus gelangen und ihn in seiner Entwicklung schädigen kann. Durch einen erhöhten Schwermetallgehalt sind besonders ältere, räuberische Fische belastet. Fischsorten, die eine Höchstmenge von 0,5 Milligramm Quecksilber pro Kilogramm Fisch überschreiten sowie deren Erzeugnisse sollten nach Empfehlung des BgVV während der Schwangerschaft und der Stillzeit gemieden werden. Diese Fischsorten sind nachfolgend aufgeführt.

Fische mit einer Höchstmenge von 1,0 mg Hg/kg, deren Verzehr während der Schwangerschaft und Stillzeit eingeschränkt werden sollte

- Haifische (alle Arten)
- Bonito (Sarda spp.)
- Falscher Bonito (euthynnus spp.)
- Schwertfisch (Xiphias gladius)
- Einfarb-Pelamide (Orcynopsis unicolor)
- Langschwänziger Speerfisch (Makaira spp.)
- Pazifischer Fächerfisch (Istiophorus platypterus)
- Barsch (Dicentrarchus labrax).
- Echter Aal (Anguilla spp.)
- Heilbutt (Hippoglossus hippoglossus)
- Gemeiner Stör (Acipenser spp.)
- Blauleng (Molva dipterygia)
- Rotbarsch (Sebastes marinus, S. mentella)
- Hecht (Esox lucius)
- Steinbeißer (Anarhichas lupus)
- Rochen (Raja spp.)
- Centroscymnes coelolepis Seeteufel (Lophius spp.)
- Haarschwänze (Lepidopus caudatus, Aphanopus carbo)
- Thunfisch (Thunnus spp.)

Pressemitteilung des BgVV vom 6. Mai 1999

Wenn Sie schadstoffarme Sorten wählen, gibt es also keinen Grund mehr, Fisch aus Angst vor Allergien zu meiden. Ganz im Gegenteil: Wie Sie gelesen haben, gibt es zahlreiche gute Argumente, Fisch gezielt in die Ernährung einzubauen. Und das gilt im Übrigen auch für Ihr Kind. Aber dazu kommen wir im Detail im nächsten Kapitel.

Mütterliche Ernährung in der Schwangerschaft und/ oder Stillzeit, 2. Teil — Es gibt Hinweise, dass Fisch in der mütterlichen Ernährung während der Schwangerschaft und Stillzeit einen protektiven Effekt auf die Entwicklung atopischer Erkrankungen beim Kind hat. (Empfehlungsklasse B)

6.4 Beikost – kein Allergierisiko!

Die größte Sorge junger Familien war bislang, aufgrund der vielfältigen uneinheitlichen Empfehlungen mit der Beikost zu früh zu
beginnen. So entstand nicht selten die Situation, dass das Kind
nach dem abgeschlossenen vierten Monat nicht mehr satt wurde
und plötzlich wieder alle zwei Stunden – auch nachts – an die Brust
wollte. Viele Säuglinge zeigen nach dem vierten Monat auffallend
viel Interesse für die Ernährung der Großen. Trotzdem wurde weiter
am ausschließlichen Stillen festgehalten. Es galt, die sechs Monate
Vollstillzeit durchzuhalten. Aus Gründen der Allergieprävention. Besser gesagt, wegen der bestehenden Empfehlungen zur Allergieprävention. Doch gerade in puncto Beikost war die Beweislage für eine
späte Einführung schon immer dürftig. Wie kam es dennoch zu den
etablierten Empfehlungen?

Es gab einige Studien, die gezeigt hatten, dass eine sehr frühe Gabe
von »fester« Kost die Entwicklung von allergischen Erkrankungen,
insbesondere der Neurodermitis, begünstigte. Insofern hielt man
sich in der Leitlinie 2004 bei den Formulierungen zur Beikosteinführung noch bedeckt. Die Gabe vor dem vierten Lebensmonat wurde
als möglicher Risikofaktor bezeichnet. Zudem wurde auf die generelle Empfehlung hingewiesen, mit der Beikosteinführung erst nach
dem vollendeten vierten Lebensmonat zu beginnen.

Glücklicherweise lässt die Datenlage inzwischen sehr viel konkretere
Formulierungen zu. Neuere Untersuchungen mit großen Patien-
tenzahlen widersprachen der Vorstellung, eine frühe im Vergleich
zu einer späten Beikosteinführung würde die Häufigkeiten eines
Ekzems oder Asthmas erhöhen. Im Gegenteil – tendenziell zeigte
sich eher ein Trend, dass eine zu späte Beikosteinführung nachteilig
sein könnte. Möglicherweise wird sich auch bei Allergien – ähnlich
wie bei der Zöliakieprävention (siehe Kapitel 12) – ein bestimmtes
Zeitfenster herausstellen, in dem es besonders günstig ist, neue
Lebensmittel einzuführen.

Hoffentlich werden wir in ein paar Jahren unsere Aussagen noch deutlicher formulieren können. Beruhigend ist schon einmal, dass die aktuelle Expertenposition »Beikosteinführung hat keinen Effekt auf die Allergieentstehung« auf einer sehr viel besseren Datenlage beruht als noch 2004. Die aktuelle Empfehlung des Expertengremiums lautet:

Einführung von Beikost und Ernährung des Kindes im ersten Lebensjahr, 1. Teil — Für einen präventiven Effekt durch eine Verzögerung der Beikosteinführung über den vollendeten vierten Lebensmonat hinaus gibt es keine gesicherten Belege. Sie kann deshalb nicht empfohlen werden. (Empfehlungsklasse A)

Wissenschaftliche Aussagen und die tägliche Praxis weichen leider häufig voneinander ab. Obwohl es keine Beweise dafür gab, dass die Meidung bestimmter Nahrungsmittel, vor allem potenter Allergene wie Milch, Eier und andere, vor allergischen Erkrankungen schützte, wird auch heute noch vielfach an veralteten oder ideologisch gefärbten Empfehlungen festgehalten, typische »Kleinkindallergene« im ersten Jahr oder auch in den ersten Jahren vorsichtshalber wegzulassen.

Halten wir uns die Tatsachen vor Augen: Immer noch gibt es zahlreiche Säuglinge, die auch nach Vollendung des ersten Lebensjahres noch keine Kuhmilch bekommen haben. Laut Ernährungsbericht 2008 nehmen Kleinkinder (sechs Monate bis ein Jahr) gerade einmal die Hälfte der täglich empfohlenen Verzehrsmenge für Milch und Milchprodukte zu sich, bei Mädchen ist es allenfalls ein Drittel! Von Hühnerei und Fisch ganz zu schweigen. Bevor also solche rigiden – und wissenschaftlich längst überholten(!) – Verzichtempfehlungen weiterhin umgesetzt werden, sollte gut abgewogen werden, welcher potenzielle Nutzen welchem Risiko gegenübersteht. Alle Eltern und auch Therapeuten sollten sich der Brisanz einer solchen Verzichtsempfehlung bewusst sein!

Der Calciumbedarf des Säuglings steigt nach dem vierten Lebensmonat auf das Doppelte an. In dieser Größenordnung ist der Bedarf nur zu decken, wenn der Säugling ein calciumreiches Nahrungsmittel bekommt. Es ist nahe liegend, auf Milch zurückzugreifen. Oder? Der traditionelle Milchbrei am Abend ist eine gute und sehr kindgerechte Calciumquelle. Kuhmilch weist einen deutlich höheren Calciumgehalt als Frauenmilch auf. Er ist fast viermal so hoch! Und warum sollte der Brei nicht mit ganz normaler Vollmilch zubereitet werden, wie es auch die Empfehlungen des Forschungsinstituts für Kinderernährung in Dortmund vorsehen?

Es ist ja richtig, dass Kuhmilch im ersten Lebensjahr nur eingeschränkt gegeben werden sollte. Die Gründe dafür liegen aber vor allem im hohen Eiweißgehalt der Kuhmilch. Sie enthält immerhin etwa dreimal so viel Protein wie Frauenmilch.

Auch der hohe Gehalt an Calcium könnte – bei einem Überangebot – den kindlichen Organismus überlasten. Deshalb wird die übliche tägliche Verzehrsmenge auch auf 200 Milliliter Kuhmilch beschränkt. Doch in dieser Menge ist Milch nicht nur freigegeben und empfohlen, sondern auch notwendig und sinnvoll! Calcium ist – im Zusammenspiel mit Vitamin D – der Mineralstoff, der für langfristig feste Knochen und gute Zähne sorgt.

Wenn Kuhmilch dagegen wirklich gemieden werden muss, weil tatsächlich bereits eine Milchallergie diagnostiziert wurde, müssen andere Calciumquellen gefunden werden. Weglassen als alleinige Maßnahme – aus welchen Gründen auch immer – würde am kindlichen Bedarf vollständig vorbei gehen. Als Grundlage einer therapeutisch notwendigen Milchmeidung muss eine Kuhmilchallergie aber eindeutig bestätigt sein. Und die konkrete Umsetzung sollte mithilfe einer allergologisch erfahrenen Ernährungsfachkraft erfolgen (hilfreiche Kontaktadressen finden Sie im Anhang).

In die Flasche gehört nur Säuglingsnahrung – keine Kuhmilch!

Da die empfohlene Vollmilchmenge bei Kindern unter einem Jahr auf 200 Milliliter/Tag beschränkt ist, sollte die Milchflasche nach wie vor eine Säuglingsanfangsnahrung enthalten. Eine Folgemilchnahrung ist in der Regel nicht notwendig. Ihre Verwendung ist nur dann sinnvoll, wenn die Beikosteinführung verspätet beginnt und der Säugling mit einer Pre- oder 1er-Nahrung nicht mehr satt wird. Spätestens mit Einführung des Abendbreis auf Vollmilchbasis können Sie wieder eine 1er-Nahrung für die Zubereitung des Fläschchens verwenden.

In Hinblick auf Milch und Milchprodukte scheint der Konsum biologisch erzeugter Lebensmittel auch im Kindesalter vorteilhaft zu sein. Wieder einmal waren es die Holländer, die herausgefunden haben, dass der Verzehr von Biomilch und Biomilchprodukten sich schützend auf die Entwicklung eines kleinkindlichen Ekzems auswirkt. Beobachtet wurden im Rahmen der KOALA-Studie fast 3.000 Kinder über die ersten zwei Lebensjahre hinweg. Es zeigte sich für Milch und Milchprodukte ein deutlicher, schützender Effekt. Da der Anteil der Kinder, die vorwiegend biologisch oder sogar streng biologisch ernährt wurden, lediglich bei zehn und fünf Prozent lag, ließen sich die Studienergebnisse nicht so gut statistisch sichern, wie von den Autoren erwartet worden war (Kummeling et al. 2008).

Drei weitere große Studien, die den Einfluss der Beikosteinführung auf die Ausbildung allergischer Erkrankungen untersucht haben, zeigen vergleichbare Zusammenhänge – und widersprechen damit ebenfalls dem bisherigen Wissen oder zumindest den bisherigen Annahmen, dass verzögerter Beikostbeginn in wesentlichen Punkten sinnvoll sei. So war in der bereits erwähnten KOALA-Studie ein verspäteter Beikostbeginn – nämlich erst nach dem neunten Monat – mit einem deutlich erhöhten Risiko für ein frühkindliches Ekzem verbunden (Snijders et al. 2008).

Ganz ähnliche Beobachtungen machte man auch in der GINI-Studie mit nahezu 5.000 untersuchten Kindern. Eine späte Einführung von Beikost war auch hier mit einem erhöhten Risiko für ein frühkindliches Ekzem verbunden. Dieser Zusammenhang war besonders stark für Milch und Milchprodukte, Hühnerei und Fisch zu sehen, wenn diese erst nach dem ersten Geburtstag eingeführt wurden. Selbst eine verzögerte Einführung von Fleisch und Fleischprodukten hatte offenbar einen Einfluss auf die vermehrte Ausbildung einer Neurodermitis (Filipiak 2007 et al.).

Schließlich kam auch die LISA-Studie mit mehr als 2.000 untersuchten Kindern zu vergleichbaren Ergebnissen bei einer späten Beikosteinführung. Es ergab sich ein klarer Trend hin zu einem erhöhten Ekzem- und späteren Asthmarisiko. Vor allem die Milcheinführung erst nach dem sechsten Monat und die Hühnereieinführung erst nach dem achten Monat zeigten einen deutlichen Risikoanstieg für ein frühkindliches Ekzem im Vergleich zu früherem Einführen dieser Lebensmittel (Zutavern et al. 2008).

Fazit: Aus heutiger Sicht ist die Umsetzung des Meidungsgedankens auch im frühen Kindesalter überholt. Nahrungsmittelallergien und andere allergische Erkrankungen lassen sich nicht durch Meidung bestimmter Lebensmittel(-gruppen) verhindern. Diese Einschätzung wird auch in den Leitlinien der Expertenrunde zur Allergieprävention zum Ausdruck gebracht.

> *Einführung von Beikost und Ernährung des Kindes im ersten Lebensjahr, 2. Teil — Für einen präventiven Effekt einer diätetischen Restriktion durch Meidung potenter Nahrungsmittelallergene im ersten Lebensjahr gibt es keine Belege. Sie kann deshalb nicht empfohlen werden. (Empfehlungsklasse B)*

Ein regelmäßiger Fischverzehr hat schon bei unseren Kleinsten eine vorbeugende Wirkung. Spannend – oder? Mehrere Studien belegen eindeutig, dass ein Fischkonsum im ersten Lebensjahr positiv zu bewerten ist – und zwar unabhängig von den allgemeinen gesundheitlichen Vorteilen, die in Bezug auf die Ernährung der Mutter bereits angesprochen wurden.

Bei diesem Thema haben sich insbesondere die Skandinavier verdient gemacht. Eine finnische Studie an über 2.500 Kindern ermittelte, dass fast 50 Prozent der Kinder bereits im ersten Jahr Fisch erhalten – was in Deutschland undenkbar wäre.

Dabei bekamen die meisten Kinder zwischen dem neunten und zwölften Monat das erste Mal Fisch zu essen. Beachtenswert: Keines der Kinder, die bereits vor dem sechsten Monat Fisch gegessen hatten, wies mit vier Jahren Anzeichen allergischer Atemwegserkrankungen auf. Das Risiko, bis zum vierten Lebensjahr einen allergischen Heuschnupfen zu entwickeln, war bei den kleinen Fischessern deutlich geringer als bei Kindern, die keinen Fisch bekommen hatten. Für das Asthmarisiko und mit Einschränkungen sogar für das Neurodermitisrisiko gab es einen ähnlichen Trend, allerdings keine so deutliche Reduzierung wie beim Heuschnupfen (Nafstad et al. 2003).

Ein bekannter deutscher Babykost-Hersteller bewirbt auf seiner Webseite fischhaltige Gläschennahrung für Babys ab dem achten Monat aufgrund ihres hochwertigen Eiweißes, ihres geringen Fettgehalts und des natürlichen Jodgehalts. Allerdings wird im gleichen

Text darauf hingewiesen, dass Kinder mit Allergierisiko im ersten Lebensjahr keinen Fisch essen sollten. Das mag für den in diesem Fall verwendeten Fisch, nämlich Kabeljau, sogar richtig sein, da er als Magerfisch möglicherweise einen nicht ausreichend hohen Anteil an Omega-3-Fettsäuren aufweist. Als generelle Aussage ist das Fischverbot im ersten Lebensjahr für Kinder mit Allergierisiko dagegen nicht mehr haltbar, vermutlich sogar kontraproduktiv.

In einer schwedischen Untersuchung an mehr als 4.000 Kindern fand man, dass 80 Prozent der Kleinen zwei- bis dreimal im Monat Fisch auf ihren Teller bekamen. Lediglich zehn Prozent der Kinder hatten bis zum ersten Geburtstag noch nie Fisch verzehrt. Nach Analyse der Daten zeigte sich: Ein regelmäßiger Fischverzehr im Alter unter einem Jahr ist allgemein mit einem erniedrigten Risiko für allergische Erkrankungen verbunden. Darüber hinaus fand man, dass das frühe Fischessen auch das Risiko für Sensibilisierungen gegen Nahrungsmittel- und Inhalationsallergene mit vier Jahren senkt (Kull et al. 2006).

Die letzte Arbeit, die wir in diesem Zusammenhang vorstellen möchten, ist wiederum eine Untersuchung aus Schweden. Der Fokus lag dabei ganz auf Neurodermitis. Es kam dabei zutage, dass der schwerwiegendste Einflussfaktor für die Entwicklung dieser Hauterkrankung die erbliche Veranlagung ist. Einen Einfluss der Stilldauer oder des Zeitpunkts der Einführung von Kuhmilch und Hühnerei zeigte sich nicht. Dagegen bestätigte sich auch in dieser Untersuchung der vorbeugende Effekt einer Fischeinführung vor dem neunten Lebensmonat. Die Fischsorte – weiß und mager oder fett und ölig – spielte interessanterweise keine Rolle. Dieses Ergebnis stellt damit die oben vorgestellte These infrage, dass bei der kindlichen Ernährung die Omega-3-Fettsäuren im Fisch für die Schutzwirkung verantwortlich seien (Alm et al. 2009).

Vermutlich wird es noch viele Jahre dauern, bis wir genau wissen, warum einige Lebensmittel vor Allergien schützen. Die zahlreichen positiven Untersuchungsergebnisse für Fisch haben aber dazu geführt, dass nunmehr folgende Empfehlung ausgesprochen wurde:

Einführung von Beikost und Ernährung des Kindes im ersten Lebensjahr, 3. Teil — Es gibt Hinweise darauf, dass Fischkonsum des Kindes im ersten Lebensjahr einen protektiven Effekt auf die Entwicklung atopischer Erkrankungen hat. (Empfehlungsklasse B)

Wann soll man nun mit der Beikost anfangen? Gesichert ist, dass eine Einführung fester Kost bereits nach dem vierten Lebensmonat keine ungünstigen Auswirkungen auf die Allergieentwicklung hat. Dennoch gibt es aus ernährungsphysiologischer Sicht keinen triftigen Grund, tatsächlich so frühzeitig mit der Zufütterung zu beginnen. Denn in den ersten vier Monaten reicht die Muttermilch – oder alternativ eine Säuglingsanfangsnahrung – vollkommen aus, um dem Kind alles zu geben, was es für seine Entwicklung braucht. Ein Zusatznutzen ist nicht zu erwarten!

Das bedeutet: Es gibt bislang keinen Grund von der Empfehlung abzuweichen, mit der Einführung fester Kost erst nach dem vollendeten vierten Lebensmonat zu beginnen – zumindest solange nicht eindeutig belegt ist, dass eine Beikosteinführung vor dem oder im vierten Lebensmonat schützende Effekte zeigt. Dieser Einschätzung wurde im folgenden Satz der Leitlinie Rechnung getragen:

Die zurzeit in Deutschland existierende Empfehlung, Beikost nicht vor dem vollendeten vierten Lebensmonat einzuführen, ist aus ernährungswissenschaftlicher Sicht sinnvoll.

Bleibt die Frage, ob es eine Ernährungsweise nach dem ersten Lebensjahr gibt, die der späteren Entwicklung allergischer Erkrankungen vorbeugt. Diese Frage muss nach aktuellem Wissensstand mit Nein beantwortet werden – einzig und allein aus dem banalen Grund, dass es noch viel zu wenige wissenschaftliche Untersuchungen zu diesem Thema gibt. Lediglich einige plausible Thesen und mögliche Zusammenhänge möchten wir Ihnen an dieser Stelle vorstellen.beginnen wir mit dem Thema Fisch beziehungsweise mit dem Verhältnis von Omega-6- zu Omega-3-Fettsäuren. Letzteres hatten wir ausführlich im Hinblick auf die Ernährung der Mutter bereits beleuchtet. Es gibt eine wissenschaftliche Untersuchung aus Australien, die zu dem Ergebnis kommt, dass es zum Schutz vor einem kindlichen Asthma sinnvoll ist, den Verzehr von Omega-3-Fettsäuren, also vor allem von fettigem Fisch, zu erhöhen und die Aufnahme von Omega-6-Fettsäuren zu reduzieren (Oddy et al. 2004). Fisch essen behält offenbar auch nach dem ersten Lebensjahr seine Schutzwirkung. Was für ein Irrweg, dass über Jahrzehnte dessen Meidung empfohlen wurde!

Eine holländische Untersuchung an nahezu 3.000 Kindern widmete sich der Frage, ob der Verzehr bestimmter Lebensmittelgruppen im Alter von zwei Jahren einen Einfluss auf das Risiko allergischer Atemwegserkrankungen mit drei Jahren hat. Es wurden verschiedene Lebensmittelgruppen (Milchprodukte, Brotsorten, Butter, Margarine, Obst, Säfte, Gemüse, Fleisch und Fisch) abgefragt und in die Kategorien »selten«, »häufig« und »täglich« eingeteilt. Ein deutlicher Zusammenhang fand sich aber nur für Milchfett. Das heißt: Asthma trat seltener bei Kindern auf, die täglich vollfette Milch und Butter verzehrten, als bei solchen, die das nur selten oder nie taten (Wijga et al. 2003).

Einer ähnlichen Fragestellung widmete sich auch die bereits mehrfach genannte LISA-Studie. Da wurden Zweijährige auf mögliche ungünstige Einflüsse von »Butter« oder »Margarine« hin untersucht. Es zeigte sich ein deutlicher Zusammenhang zwischen dem Auftreten einer Neurodermitis sowie der Sensibilisierung gegen Inhalationsallergene und dem vorrangigen Verzehr von Margarine! Der Butterkonsum hingegen beinhaltete keinerlei Risiko. Ob die Margarine nun tatsächlich verantwortlich ist für das vermehrte Auftreten von Neurodermitis oder Inhalationsallergien, kann aufgrund dieser Untersuchung nicht hinreichend beantwortet werden.

Es ist durchaus möglich, dass der hohe Margarineverzehr lediglich ein Merkmal eines bestimmten Lebensstils ist, der Faktoren einschließt, die die eigentliche Ursache darstellen (Sausenthaler et al. 2006).

Bleibt an dieser Stelle noch einmal der Blick auf mediterrane Ernährung: In einer griechischen Studie wurden rund 700 Kinder im Alter zwischen 7 und 18 Jahren nach ihren Ernährungsgewohnheiten befragt. Dies wurde mit der Entwicklung von Allergien in Beziehung gesetzt. Die Ergebnisse lassen aufhorchen: Der tägliche Verzehr von regional angebautem Obst und Gemüse zeigte eine Schutzwirkung gegen die Entwicklung von Asthma und Heuschnupfen. Ebenso war ein hoher Nusskonsum mit einem erniedrigten Risiko für asthmatische Beschwerden verbunden. Dagegen erhöhte ein Margarineverzehr das Risiko für allergische Atemwegserkrankungen. Reichlich Obst, Gemüse und Nüsse – ein typisches Merkmal der mediterranen Ernährung – ist demnach auch in Sachen Allergieprävention besonders »gesundheitsförderlich« (Chatzi et al. 2007). Allerdings wurde aufgrund der noch zu geringen Aussagekraft der vorliegenden Studien keine konkrete Empfehlung für eine Ernährungsform zur Verhinderung allergischer Erkrankungen nach dem ersten Geburtstag gegeben.

Ernährung nach dem ersten Lebensjahr — *Eine allgemeine Diät zur Allergieprävention kann nicht empfohlen werden. (Empfehlungsklasse A)*

Was bleibt? Ein Wirrwarr von Daten und kein Durchblick?

Die gut gesicherten Ansätze zu einem sinnvollen Handeln haben wir in diesem Kapitel aufgezeigt. Wir wollten uns aber auch nicht scheuen, die noch reichlich vorhandenen Ungewissheiten auf diesem Fachgebiet offen zu benennen. Für die Hochmotivierten, die den einen oder anderen Zusammenhang im Original nachlesen möchten, sind die aufgeführten Studien im Anhang gelistet. Da Allergieprävention im Bereich Ernährung nicht mehr Meidung, sondern Konfrontation heißt, ergeben sich auf dieser Basis leicht umsetzbare Strategien. Und: Diese Maßnahmen kommen vermutlich dem sehr nahe, was Sie instinktiv sowieso machen würden.

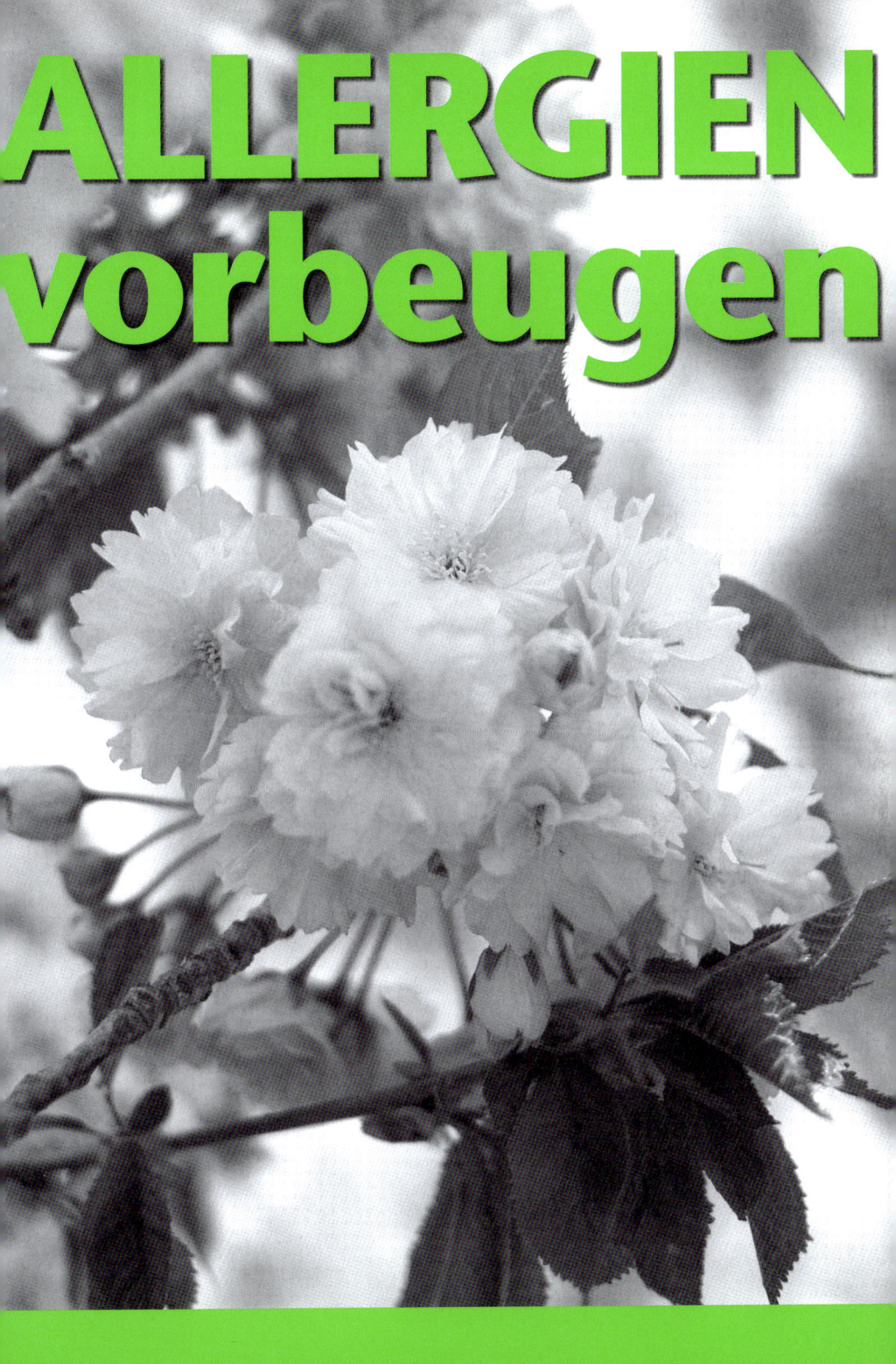

ALLERGIEN
vorbeugen

Probiotika: Sinnvoll oder bloßes Marketing?

Wir nähern uns nun einem ganz spannenden Forschungsgebiet: »Pro bio« ist griechisch und bedeutet »für das Leben«.

Als »probiotisch« werden heute alle möglichen Lebensmittel ange-priesen, denen lebende Mikroorganismen beigefügt worden sind. Sie sollen sich – im Idealfall – im Darm ansiedeln und die Darmflora und deren Zusammensetzung verändern können. In den letzten Jahren wurden neben den etablierten Joghurtprodukten auch »neue« Kre-ationen wie spezielle Eissorten, Müsliflocken oder Wurstsorten mit probiotischen Eigenschaften auf den Markt gebracht. Die meisten Gesundheitseffekte, die diesen probiotischen Bakterien zugeschrie-ben werden, werden direkt oder indirekt über unser Magen-Darm-System vermittelt. Unser Darm ist das größte Immunorgan unseres Körpers, das einer Vielzahl an Mikroorganismen natürlicherweise ein Zuhause bietet. Insbesondere unser Dickdarm ist reich bevölkert! Und diese Darmflora scheint eine Schlüsselrolle für Gesundheit und Wohlbefinden des Menschen darzustellen. In einem »Geben und Nehmen« beherrbergen wir dort Bakterien & Co., die für uns Vita-mine, kurzkettige Fettsäuren und andere lebensnotwendige Stoffe produzieren. Die Wissenschaft kommt erst ganz allmählich hinter die Facetten und die Vielschichtigkeit dieses Mikrokosmos.

Eine Botschaft ist klar: Da ist Leben drin! Speziell Sauermilchpro-dukten, insbesondere Joghurts, werden besonders robuste Milch-säurebakterien zugesetzt. Von diesen Probiotika weiß man, dass ein Großteil die Passage durch den Magen-Darm-Trakt und vor allem den salzsäurehaltigen Magensaft überlebt und von dort lebend weiter in den Darm gelangt. Aber bevor hier jetzt Begriffe aus dem Super-marktregal durcheinandergewürfelt werden, benötigen wir zwei Definitionen, die Ihnen das Verständnis erleichtern und spannende Forschungsinhalte näher bringen.

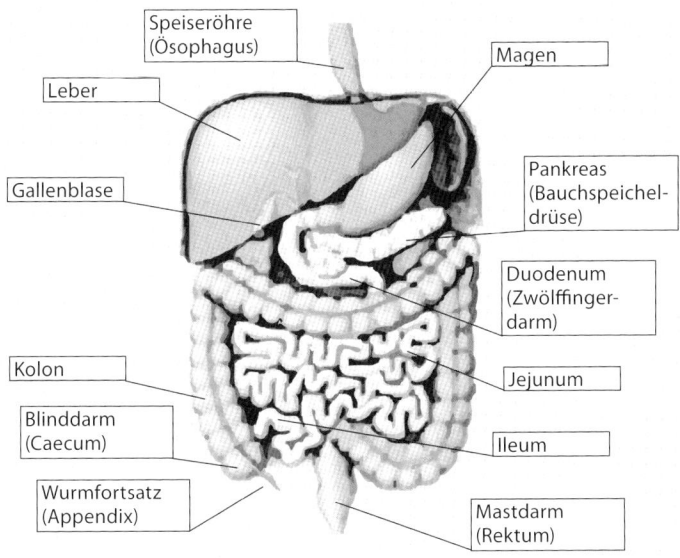

Abbildung 9:

Der Gastro-
intestinaltrakt

Als **Probiotika** werden in Deutschland »definierte lebende Mikroorganismen, die in ausreichender Menge in aktiver Form in den Darm gelangen und dadurch positive gesundheitliche Wirkungen erzielen« bezeichnet (FAO/WHO 2001, Arbeitsgruppe »Probiotische Mikroorganismenkulturen in Lebensmitteln«, BgVV 1999). Daher müssen sogenannte probiotische Lebensmittel diese lebenden Mikroorganismen in ausreichend großer Menge enthalten, sodass nachweislich durch den Verzehr dieses Nahrungsmittels diese Wirkungen erzielt werden. Die gesundheitlichen Effekte müssen also messbar sein.

Ein **Präbiotikum** bezeichnet einen »selektiv fermentierbaren Nahrungsbestandteil, der die Zusammensetzung und/oder die Aktivität der gastrointestinalen Mikroflora spezifisch so beeinflusst, dass daraus ein Nutzen für Gesundheit und Wohlbefinden resultiert« (FAO/WHO 2001, Arbeitsgruppe »Probiotische Mikroorganismenkulturen in Lebensmitteln«, BgVV 1999). Welche Bakterienart von dem eingesetzten Präbiotikum profitieren soll, ist nicht definiert. Für Inulin, Lactoglobulin, Oligofruktose gilt die Bezeichnung als Präbiotikum inzwischen als wissenschaftlich ausreichend belegt.

Einfach ausgedrückt ist also ein Präbiotikum die Nahrung, mit der ein Probiotikum sich wohlfühlt und wachsen kann. Beide zusammen heißen **Symbiotika**.

7.1 Unser Darm – eine Welt für sich!

Erstaunlich aber wahr: Unser Magen-Darm-Trakt hat mit 400 Quadratmetern die Fläche von zwei Tennisfeldern und stellt die größte Oberfläche mit direkter Verbindung zur Außenwelt dar. Man bedenke: Der Verdauungstrakt ist ein offenes Kanalsystem, das im Mund beginnt und am After endet und NICHT in unser geschlossenes Kreislaufsystem direkt integriert ist. Es ist den Umwelteinflüssen ständig unmittelbar ausgesetzt. Kein Wunder also, dass 80 Prozent aller immunologisch aktiven Zellen unseres Körpers sich in unserem Gastrointestinaltrakt befinden.

Diese speziellen Zellen sind in der Darmschleimhaut lokalisiert und übernehmen Leit- oder Mittlerfunktionen für eine Reihe von spezifischen Abwehrprozessen. Sie sorgen damit für eine sehr effiziente Immunantwort gegenüber bedrohlichen Bakterien und Viren und für eine angepasste Reaktion unseres Körpers auf Allergene aus der Nahrung.

In unserem Magen-Darm-Trakt lassen sich üblicherweise über 1.000 verschiedene Bakterienarten nieder. Dabei spielen aber »nur« 30 bis 40 Bakteriensorten die Hauptrolle. Sie machen zusammen fast 99 Prozent der Gesamtdarmbewohner aus. Die Bakteriendichte ist im Dickdarm am höchsten.

Die einzelnen Darmabschnitte sind in Abhängigkeit vom jeweiligen pH-Wert, vom Sauerstoffgehalt oder dem Substratangebot mit unterschiedlichen Bakteriengattungen besiedelt: Im Dünndarm tummeln sich eher die sauerstofftoleranten Mikroorganismen, während im Dickdarm entgegengesetzte Verhältnisse vorliegen. Hier haben sich die sauerstofffeindlichen Bakterien zuhauf breit gemacht. Fast ein bis zwei Kilo machen diese Bewohner gewichtsmäßig aus! Faszinierend zu wissen, dass jeder Mensch eine individuelle Darmflora hat – fast so individuell wie sein Fingerabdruck.

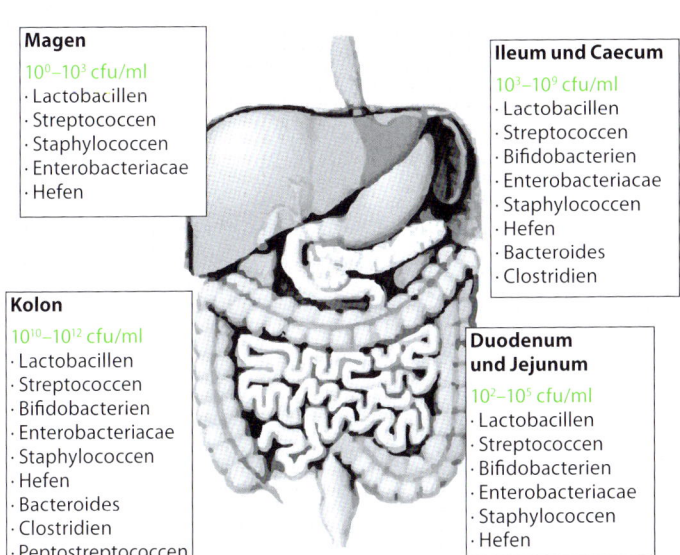

Magen

10^0–10^3 cfu/ml
· Lactobacillen
· Streptococcen
· Staphylococcen
· Enterobacteriacae
· Hefen

Ileum und Caecum

10^3–10^9 cfu/ml
· Lactobacillen
· Streptococcen
· Bifidobacterien
· Enterobacteriacae
· Staphylococcen
· Hefen
· Bacteroides
· Clostridien

Kolon

10^{10}–10^{12} cfu/ml
· Lactobacillen
· Streptococcen
· Bifidobacterien
· Enterobacteriacae
· Staphylococcen
· Hefen
· Bacteroides
· Clostridien
· Peptostreptococcen

Duodenum und Jejunum

10^2–10^5 cfu/ml
· Lactobacillen
· Streptococcen
· Bifidobacterien
· Enterobacteriacae
· Staphylococcen
· Hefen

Abbildung 10:

Bakterielle Besiedlung des Gastrointestinaltraktes

Nach Finegold et al. 1983, Salfinger 1980, Simon und Goldbach 1984

Wir wissen heute, dass zur Darmflora sowohl Bakterien gehören, die nützliche und gesundheitsfördernde Effekte haben, als auch solche, die negative und eher schädliche Effekte auf den Organismus ausüben. Im Allgemeinen herrscht in einem gesunden Darm trotz dieser komplexen Verhältnisse ein Gleichgewicht der Bakterien. So lange die Balance gewahrt ist, werden krank machende oder gar schädigende Keime in Schach gehalten.

Unter normalen physiologischen Bedingungen wird unser Darm schon aus rein ökonomischen Gründen tagtäglich entscheiden, was aus der Nahrung für gut befunden und verwertet wird und was er eher vernichten und beseitigen will. Bei negativem Bescheid produziert er Entzündungsbotenstoffe, die noch im Darm den unerwünschten Eindringlingen an den Kragen gehen. Und am besten so, dass er gleichzeitig im Blut auch noch bestimmte Gedächtniszellen schafft, auf die er allzeit zurückgreifen kann.

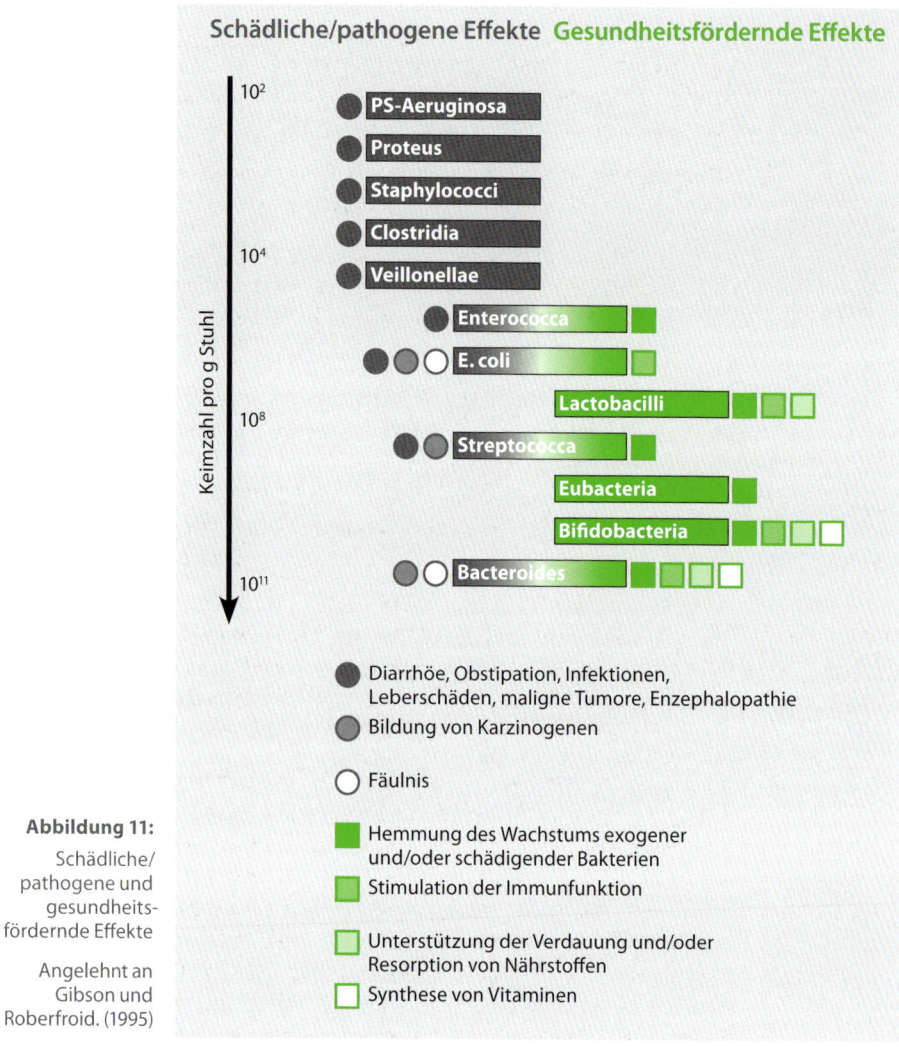

Abbildung 11:
Schädliche/
pathogene und
gesundheits-
fördernde Effekte

Angelehnt an
Gibson und
Roberfroid. (1995)

Solche Gedächtniszellen erinnern sich sofort an eine einmal getätigte Entscheidung »Ja – erlaubt und für gut befunden« und vermitteln blitzartig die Abwehrarbeit bei einem erneuten Kontakt! Die riesengroße Grenzfläche der Darmschleimhaut spielt also eine entscheidende Rolle für die Ausbildung einer oralen Toleranz.

Schlägt an dieser Stelle die »Programmierung« in Richtung Verträglichkeit fehl, sind der Entstehung von Allergien Tür und Tor geöffnet. Und Darmbakterien leisten zur Ausbildung einer funktionierenden Darmbarriere ihren eigenen Beitrag.

Man spricht in diesem Zusammenhang von den »three lines of defence«, den drei Verteidungungsebenen:

1. Sie leisten eine mechanische Abwehr, indem sie sich mit schädigenden Bakterien um Nährstoffe, aber auch um Anhaftungsstellen an der Schleimhaut »streiten« (Kolonisationsresistenz).

2. Sie leisten eine physiologische Abwehr, indem sie durch Produktion organischer Säuren das Darmmilieu so beeinflussen, dass Krankheitserreger sich nicht wohl fühlen. Außerdem produzieren sie Substanzen, sogenannte Bacteriocine, die antimikrobiell wirken und damit ungewollten Keimen ebenfalls das Leben schwer machen.

Zytokine: Bestimmte körpereigene Zellen, die zur Steuerung der körpereigenen Abwehr beitragen.

3. Und zu guter Letzt beeinflussen sie die immunologische Abwehr, indem sie die Herstellung von Immunglobulinen (zum Beispiel sekretorisches IgA) fördern und gleichzeitig die Produktion von entzündungsfördernden Zytokinen herabsenken.

Seit langem wird vermutet, dass die Zunahme von allergischen Erkrankungen in industrialisierten Ländern unter anderem durch die fehlende Auseinandersetzung mit Umweltkeimen begünstigt wird. Es wird diskutiert, ob eine reduzierte Kontaktmöglichkeit mit Bakterien und anderen Mikroorganismen die optimale Entwicklung von Darmflora und Immunsystem beeinträchtigen könnte. Man geht davon aus, dass bei dieser Auseinandersetzung mit der Umwelt – wie schon in Kapitel 5 betont wurde – nicht entscheidend ist, ob die Keime krank machend oder nicht krank machend sind. Vieles spricht dafür, dass sich das Immunsystem über den Kontakt mit solchen Keimen mit seiner Umwelt auseinandersetzen muss, um gestärkt zu werden. Aus dieser Sichtweise heraus müssten sich Pro- und Präbiotika hervorragend für das »Training« des Immunsystems eignen.

7.2 Winzig kleine Arbeiter!

Weder Laktobazillen noch Bifodobakterien sind giftig oder als krankheitserregend einzustufen. Schon seit Jahrzehnten werden sie gezielt Nahrungsmitteln zugesetzt, ohne dass negative Auswirkungen beobachtet wurden. Offensichtlich handelt es sich bei diesen probiotischen Keimen – selbst bei langfristigem Verzehr – um völlig sichere Lebensmittelbestandteile. Sie werden unter dem Begriff Milchsäurebakterien zusammengefasst. Wenn wir das tägliche Treiben dieser Bakterien in unserem Darm einfachst beschreiben müssten, böte sich diese Aussage an: Milchsäurebakterien sind bioaktiv!

Milchsäurebakterien verwerten Kohlenhydrate, wie beispielsweise die Laktose (Milchzucker) als Energielieferanten. Als Abbauprodukt ihres Stoffwechsels entsteht Milchsäure, eine kurzkettige Fettsäure. Diese können unsere Darmwandzellen aufnehmen und wiederum für ihre Energieversorgung nutzen. Zudem beeinflusst die entstehende Milchsäure den Säuregehalt (pH-Wert), sodass gesundheitsschädliche Bakterien abgewehrt werden können. Krank machende Keime fühlen sich in saurer Umgebung nicht wohl und verdünnisieren sich.

Dickmilch, die früher tagtäglich auf dem Bauernhof hergestellt wurde, ist ein ganz einfaches Beispiel. Die frische, noch leicht warme Kuhmilch wurde – etwas abgedeckt – bei Raumtemperatur stehen gelassen. Und wenn die Luft »rein« war, wurde aus der Milch binnen zweier Tage eine stichfeste, angenehm säuerliche Dickmilch, die köstlich schmeckte. Ein anderes – noch heute aktuelles Beispiel – ist die Herstellung von Sauerkraut oder Silage. Auch hier verrichten milchsäurebildende Bakterien ihren Dienst und verlängern durch die Säurebildung die Haltbarkeit der Ausgangsprodukte.

Genau dieses Wissen macht man sich heute beim Einsatz von Pro-
und Präbiotika zu eigen: Verschiedene Stämme von Milchsäurebakterien werden gezielt genutzt, um in hoher Dosierung in Lebensmitteln
oder in Kapselform einen gesundheitlichen Vorteil zu erbringen.
Somit wird aus einem Milchsäurebakterium ein Probiotikum.

Bakterienstämme, die derzeit als Probiotika in Nahrungsmitteln eingesetzt werden:

Lactobacillus Spezies

- L. acidophilius
- L. casei
- L. grasseri
- L. johnsonii
- L. paracasei
- L. plantarum
- L. reuteri
- L. rhamnosus

Bifodobacterium Spezies

- B. adolescentis
- B. animalis
- B. bifidum
- B. breve
- B. longum

7.3 Klein, aber oho!

Wir gehen heute davon aus, dass ein wichtiges Einsatzgebiet der Probiotika die Festigung der eigenen Darmflora und damit die Stärkung einer natürlichen Barrierefunktion ist. Viele Studien konnten vor allem bei viralen oder bakteriellen Infektionen Vorteile von Probiotikagaben herausstellen. An ihrem therapeutischen Nutzen zur Behandlung von Durchfällen, die zum Beispiel durch ein Antibiotikum entstehen, oder bei akuten Durchfällen im Kindesalter besteht kein Zweifel mehr.

Es gibt inzwischen viele nachgewiesene gesundheitsfördernde Effekte für diese kleinen Winzlinge:

- Verkürzung und positive Beeinflussung von Erkrankungen des Magen-Darm-Trakts und bei gastrointestinalen Beschwerden

- Verkürzung akuter Infektionen bei Durchfällen aufgrund von Rotaviren

- Steigerung der Produktion spezifischer Antikörper

- Verkürzung beziehungsweise Reduktion von Reisedurchfällen

- Teilerfolg bei Durchfällen, die durch bestimmte Medikamente (Antibiotika) oder Keime (Clostridium) hervorgerufen werden

- Verringerung von Durchfällen bei immungeschwächten Patienten (Leukämiepatienten unter Chemotherapie)

- Verlängerung der beschwerdefreien Phase bei Patienten mit chronisch entzündlichen Darmerkrankungen, insbesondere bei Patienten mit Colitis ulcerosa

- Infektionsvorbeugung

- Verringerung von chronischen Nasennebenhöhlenentzündungen

- Reduktion von Atemwegserkrankungen bei normal- und mangelernährten Kindern

- Reduktion der Verstopfung (Obstipation) durch Pro- und Präbiotika

- Förderung der Aufnahme von Mineralstoffen durch Präbiotika

Die genannten Effekte sind inzwischen gut durch wissenschaftliche Studien bestätigt. Bei aller Euphorie darf man aber nicht vergessen, dass bei diesen Untersuchungen meist nur ein einziger Bakterienstamm in seiner Wirkweise analysiert wurde. Und nur für diesen ist die jeweilige Wirkung belegt. Das heißt noch lange nicht, dass andere Stämme die gleiche Wirkung haben!

Leider wird viel zu häufig verallgemeinernd von DEN Wirkungen der Probiotika gesprochen. Um es noch einmal zu betonen: Die Wirkungen unterschiedlicher Stämme sind nicht zwangsläufig gleich oder ähnlich! Für jeden der nebenstehend dargestellten Effekte müsste ergänzt werden, welcher Bakterienstamm diese Wirkung erzielen kann. Nur das machte Sinn.

Aber das ist noch nicht alles! Aus einer messbaren Beeinflussung der Darmflora oder einer Veränderung einzelner immunologischer Messwerte lässt sich noch kein gesundheitlicher Nutzen ableiten. Und genau das ist die Crux an der Sache. Wenn man wissen will, ob etwas tatsächlich die Gesundheit beeinflusst, muss man überprüfen, ob der- oder diejenige mit der getroffenen Maßnahme auch tatsächlich gesünder oder kränker geworden ist. Die bloße Veränderung an einzelnen Messwerten im Blut oder Darm sagt darüber zunächst nichts aus. Leider fehlt es an Studien, die den tatsächlichen Effekt von Pro- und Präbiotika auf die Verhinderung oder Therapie von Erkrankungen nachweisen können.

Zugegeben, das ist nicht einfach! Denn neben den Auswirkungen des verwendeten Stammes an sich müssen auch allgemeine Verzehrsgewohnheiten, die individuelle Konstitution, die Art der Verabreichung (Kapseln/Lebensmittel/Getränk) und die verwendete Dosis mit berücksichtigt werden. Solche streng kontrollierten Studien sind aufwendig und damit teuer.

Trotz dieser Einschränkungen können inzwischen für eine Reihe von Pro- oder Präbiotika einige gesundheitsförderliche Effekte als gesichert betrachtet werden. Das allein rechtfertigt es, den Einsatz dieser Pro- und Präbiotika – auch bei unseren Jüngsten – zu erwägen!

7.4 Pro- und Präbiotika für unsere Kleinsten?

Mit der Geburt eines Kindes beginnt die mikrobielle Besiedelung seines bis dahin sterilen Darms. Muttermilch enthält sogenannte präbiotische Faktoren (Laktulose, Oligosaccharide, Glycoproteine et cetera). Daher ist es kein Wunder, dass selbst bei nur kurz gestillten Neugeborenen bereits Bifidobakterien im Darm angesiedelt sind.

Mit zunehmendem Einfluss anderer Nahrungsfaktoren verändert sich dann die Anzahl der vorhandenen Keime. Auch die Laktobazillen nehmen mengenmäßig zu. Ihr Anteil wird stetig größer und überwiegt gegenüber den Bifodobakterien mengenmäßig spätestens nach dem Abstillen. Übrigens sind die Laktobazillen in unserem Darm die gleichen Laktobazillen, die auch zur Herstellung von Joghurt, Dickmilch oder Kefir benutzt werden.

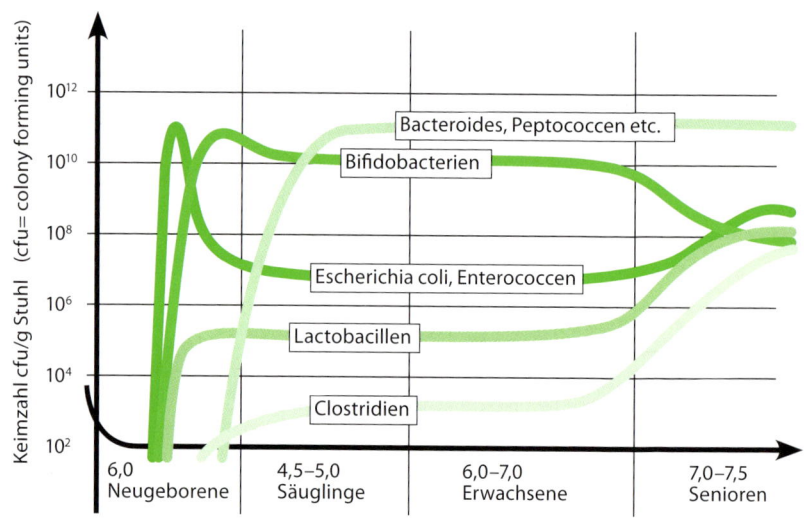

Abbildung 12:
Altersabhängige
Entwicklung der
Darmflora

Was lag daher näher, als Probiotika auf ihre Eignung zur Allergieprävention zu testen? Ein spannender Ansatz. Eine finnische Untersuchung hat inzwischen ein sensationelles Ergebnis präsentiert. Die Forscher hatten auf einen ganz speziellen probiotischen Keim, LGG oder mit ganzem Namen Lactobacillus Goldin Gorbach, gesetzt. Acht Wochen vor Geburt und die gesamte Stillzeit hindurch mussten die Mütter diesen Keim hoch dosiert schlucken. Nicht gestillte Kinder bekamen den Keim in die Flaschennahrung eingerührt. Nach zwei Jahren war das Risiko für eine Neurodermitis in der Probiotikagruppe fast um die Hälfte gesunken (Isolauri et al. 2000). Und auch vier Jahre nach dem Probiotikaeinsatz änderte sich nichts an diesem bemerkenswerten Ergebnis.

Die wissenschaftliche Welt war begeistert. Das Problem Allergieprävention schien zumindest für die Neurodermitis gelöst zu sein. Auf so einfachem Wege! Um eine alltagstaugliche Empfehlung daraus zu machen, wurde die hoch dosierte LGG-Gabe »schnell mal« umgemünzt: Jeden Morgen einen großen – selbstverständlich probiotischen – Naturjoghurt essen und Neurodermitis ade! Doch mit der Zeit stellte sich heraus, dass die finnischen Ergebnisse in anderen wissenschaftlichen Untersuchungen nicht bestätigt werden konnten. Obwohl teilweise fast identische Studienbedingungen geschaffen wurden, zeigte sich kein Effekt. Nicht für die Neurodermitis und schon gar nicht für andere allergische Erkrankungen. Auch in Deutschland konnte das positive Studienergebnis der Finnen nicht wiederholt werden. Im Gegenteil – die Häufigkeit für Symptome allergischer Atemwegserkrankungen war sogar erhöht (Kopp et al. 2008).

Es wäre ja zu schön gewesen, um wahr zu sein, wenn man mit dem gezielten Einsatz von Probiotika, oder genauer gesagt dem probiotischen Keim LGG, das Thema »effektive Allergieprävention« gelöst hätte. In den zurzeit auf dem Markt erhältlichen Milchnahrungen mit Zusatz von Probiotika sind zum Teil andere als bisher untersuchte Stämme enthalten. Auch deren Keimbesatz (cfu = Colony Forming Unit oder auch kBU = koloniebildende Einheit) unterscheidet sich. Das macht die Beurteilung der einzelnen Produkte mit dem vorhandenen Wissen außerordentlich schwierig – wenn nicht gar unmöglich.

Nach jetzigem Wissensstand ist es also keinesfalls gerechtfertigt, den Konsum einzelner Probiotika hoch dosiert als wirksame Allergiepräventionsmaßnahme für unsere Schwangeren und Stillenden oder gar für Säuglinge selbst zu empfehlen!

Um so mehr bleiben das Kraftwerk DARM und deren Bewohner im Blickfeld allergologischer Forschung. Bislang ist sicher bestätigt, dass es Sinn macht, ein gesundes Gleichgewicht im Darm zu fördern und den Säugling damit vor Magen-Darm-Infekten und Ähnlichem zu schützen. Dass es darüber hinaus einen Zusammenhang zwischen Darmflora und allergischen Erkrankungen gibt, scheint immer noch plausibel. Ob aber einzelne Keime allergische Erkrankungen verhindern oder reduzieren können, ist derzeit noch fraglich. Erinnern Sie sich an die Untersuchungen zur Darmflora von Säuglingen mit und ohne Allergien? Oder an die Vergleichsstudien zwischen Estland und Schweden? Auch andere Untersuchungen stützen die Annahme, dass die Darmflora etwas mit der Allergieentwicklung zu tun hat.

Beispielsweise wurde übereinstimmend in verschiedenen Studien herausgefunden, dass nicht gestillte Säuglinge und auch Frühgeborene im Vergleich zum gestillten Säugling eine bifidoarme Darmflora entwickeln. Gerade bei diesen Kindern ist das Auftreten allergischer Erkrankungen gehäuft festzustellen.

Dass frühgeborene Säuglinge und nicht gestillte Säuglinge zunächst eine bifidoarme Darmflora entwickeln, gab Wissenschaftlern Anlass zum Nachdenken. Aus diesem Zusammenhang wird einfach abgeleitet, dass eine bifidoreiche Darmflora eher vorbeugend wirkt – auch im Sinne der Allergieprävention. Und diese bislang noch unbelegte These findet sich zurzeit auch in allen gängigen Empfehlungen.

Die Art der Geburt hat offenbar ebenfalls einen Einfluss auf die Darmflora. Säuglinge, die auf natürliche Weise das Licht der Welt erblicken – und damit schon während des Geburtsvorgangs mit Keimen der Mutter in Kontakt kommen – entwickeln eine deutlich günstigere Darmflora als Kaiserschnittkinder. Es ist allerdings auch bekannt, dass ein frühzeitiges Anlegen, und damit die frühzeitige Muttermilchgabe, einen positiven Effekt auf die Darmflora von Kaiserschnittkindern hat.

7.5 Empfehlungen zu Pro- und Präbiotika in Säuglingsanfangsnahrungen

Aufgrund des Wissens, dass Muttermilch eine Bifidoflora fördert, und aufgrund der bloßen Annahme, dass diese Darmflora ein Schutzschild gegen diverse Erkrankungen darstelle, werden seit einiger Zeit Säuglingsnahrungen mit unterschiedlichen Pro- und Präbiotika angereichert.

Diese Entwicklung wird von den Ernährungskommissionen der Europäischen Gesellschaft für Pädiatrische Gastroenterologie, Hepatologie und Ernährung (ESPHAGAN 2004 & ESPHGAN 2011) disukutiert und mit Recht kritisiert. Bisher war es möglich, bei Säuglingsanfangsnahrungen zwischen Produkten ohne Pro- oder Präbiotika und angereicherten Produkten zu wählen. Seit kurzem sind in einigen europäischen Ländern nahezu alle Standardsäuglingsanfangsnahrungen entweder mit Pro- oder mit Präbiotika angereichert. Damit gibt es keine Wahlmöglichkeit, ob »mit« oder »ohne« mehr für Eltern!

Der Sicherheitsaspekt der kleinen Keime wird nicht angezweifelt, aber die Wissenschaftler fordern vor einem Routineeinsatz, dass Nutzen, optimale Dosierung, sinnvolle Einnahmedauer etc. für die verschiedenen Pro- und Präbiotika definiert werden können (ESPHAGAN 2011). Denn die generelle Anreicherung der Säuglingsanfangsnahrungen mit Pro- oder Präbiotika setzt den Nachweis eines klar belegten klinischen Vorteils voraus. Zwar wurden bei der Anreicherung von Säuglingsnahrungen mit präbiotischen Oligosacchariden, die sich in der Zusammensetzung deutlich von den Oligosacchariden der Muttermilch unterscheiden, in den vorliegenden Studien keine nachteiligen Nebenwirkungen festgestellt. Allerdings wurde auch hier noch nie der eindeutige Nachweis für positive Effekte erbracht.

7.6 Fazit für die Praxis: Was bleibt?

Verbindliche Sicherheits- und Qualitätskriterien für probiotische Lebensmittel, die vor allem für die Sicherheit von Säuglingsnahrung wünschenswert wären, fehlen immer noch (Alexy 2002). Und so empfehlen unabhängige Experten, dass herzkranke Säuglinge, Säuglinge mit geschwächtem Immunsystem sowie alle Säuglinge und Kinder mit erniedrigter Immunfunktion aufgrund der derzeit nicht eindeutig belegten Sicherheit nicht mit einer probiotisch angereicherten Säuglingsnahrung ernährt werden sollen, wenn Muttermilch nicht oder nicht ausreichend verfügbar ist (DGKJ 2009).

Probiotika sind sicher kein Allheilmittel für jeden. Es ist gerechtfertigt, für bestimmte Personengruppen darauf hinzuweisen, dass sich der Einsatz auch negativ auswirken kann. Andererseits ist heute nicht mehr daran zu zweifeln, dass es einen zugrunde liegenden Wirkmechanismus von Pro- und Präbiotika gibt, der vor Allergien schützen kann. Es ist sicher lohnend, an diesem Thema weiter zu forschen. Was wir wissen, lässt sich wie folgt zusammenfassen:

Unter physiologischen Bedingungen führt das Zusammenspiel von Pro- und Präbiotika zu

- einer Hemmung von krank machenden Bakterien,
- einer Verbesserung der Barrierefunktion der Darmschleimhaut,
- einer Beeinflussung immunregulatorischer Mechanismen,
- einer Hemmung des Wachstums entzündungsfördernder Zellen.

Und so ist es eindeutig zu früh, eine handfeste Empfehlung aus diesen täglich zahlreicher werdenden Probiotikastudien bezüglich der Vorbeugung und der Vermeidung von Allergien ableiten zu wollen. Von daher wurde auch davon abgesehen, Empfehlungsklassen zu verabschieden.

Einfluss von Probiotika — Die Datenlage zum Einfluss von Probiotika auf die Allergieentwicklung ist Widersprüchlich. Es gibt derzeit nur aus skandinavischen Studien und nur bezüglich der Entwicklung des atopischen Ekzems Hinweise, dass die Gabe von Probiotika präventive Effekte hat. Daher kann keine Empfehlung ausgesprochen werden.

ALLERGIEN
vorbeugen

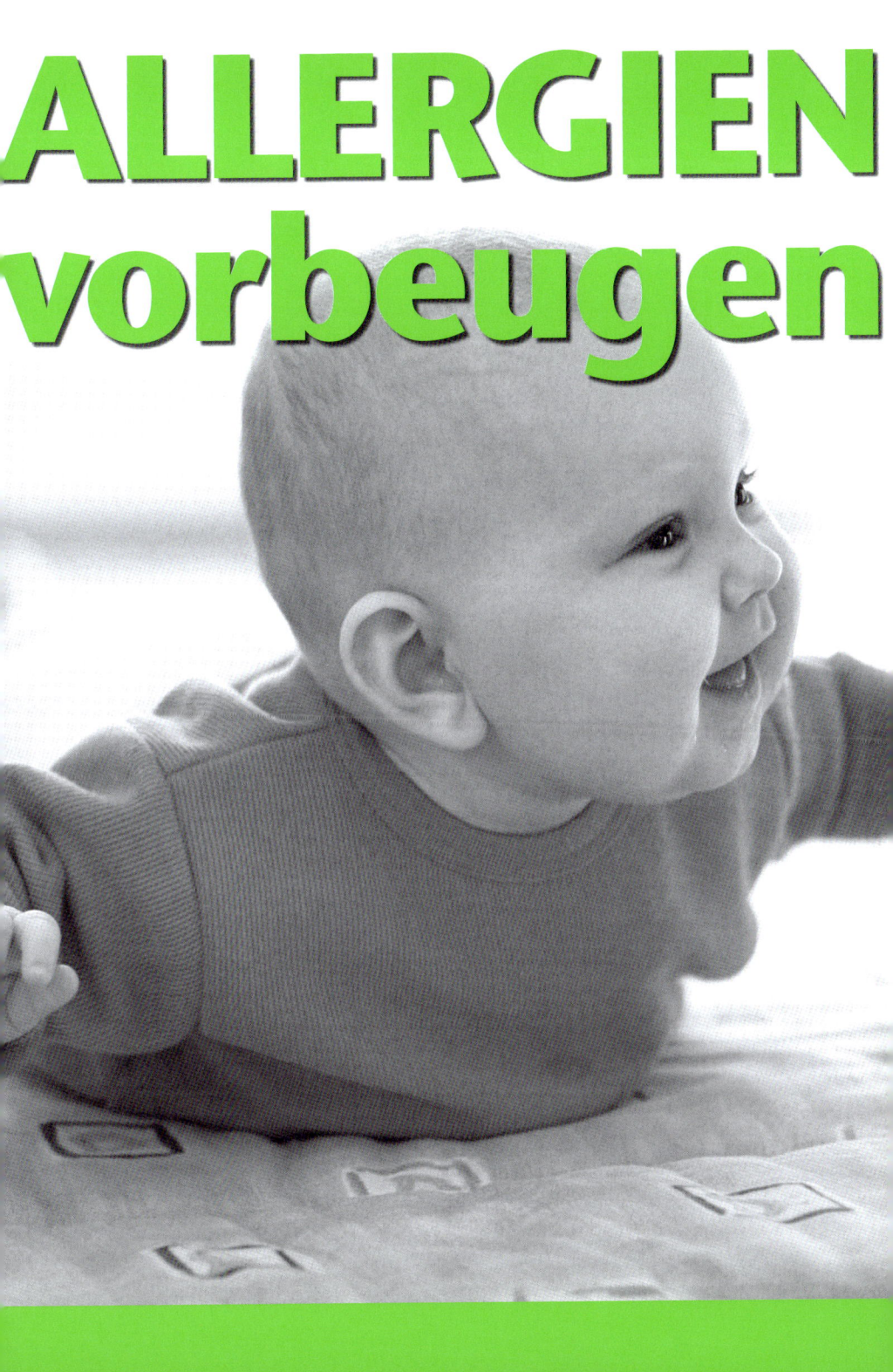

Wie viel »Dreck« brauchen wir?

Keine Angst! Dies Kapitel wird keine Aufforderung an Sie sein, Ihre Wohnumgebung verkommen zu lassen. Die heutige Auslegung der »Hygiene-Hypothese« zielt auf die Auseinandersetzung mit der Umwelt – aber ohne das Risiko von »Nebenwirkungen«. Die krank machenden Keime wollen wir nicht fördern! Und auch Umweltbedingungen, die unser Immunsystem im negativen Sinne beeinflussen, gilt es einzudämmen. Das Ziel: Toleranzentwicklung durch eine sinnvolle Konfrontation mit der Umwelt. Es gibt eine große Zahl an allgemeinen vorbeugenden Maßnahmen, die im Sinne der Allergieprävention be-, aber manchmal auch überdacht werden sollten. Für die Entstehung allergischer Erkrankungen haben ja nicht nur die Ernährung, sondern auch Umwelt und Lebensstileinflüsse große Bedeutung. Allerdings haben wir nicht auf alle Umweltfaktoren Einfluss. Beispielsweise können wir uns schlichtweg nicht vor Pollen schützen. Diese Blütenstäube sind erhebliche und häufige Allergieauslöser. Fast ein Viertel der Erwachsenen reagiert im Allergietest mit Gräserpollen positiv, bei Birke ist es ein Fünftel.

Allergen	Häufigkeit von positiven Reaktionen im Hauttest (Pricktest) bei Erwachsenen*	Häufigkeit von positiven Reaktionen im Bluttest (RAST-Test) bei Erwachsenen*	*Spezialbericht Allergien 2000
Gräserpollen	25 %	25 %	
Birkenpollen	20 %	18 %	
Milbe	15 %	22 %	
Katze	10 %	10 %	
Schimmel	3 %	8 %	

Diesen Umweltallergenen sind wir auf Gedeih und Verderb ausgesetzt. Denn ein Leben unter einer Glasglocke wäre nicht wirklich eine Alternative. Außerdem wissen wir ja, dass eine Komplettmeidung – selbst wenn sie gelänge – keine Lösung ist.

Wir können nur versuchen, unser Immunsystem durch andere Maßnahmen so zu trainieren, dass es sich nicht auf Pollen»stürzt«, weil es in ihnen eine Gefahr sieht.

Es ist wichtig, dass wir uns zusätzlich den Innenraumallergenen wie Milbe, Katze oder Schimmel zuwenden. Auch diese sind wichtige Allergieauslöser. Aber im Gegensatz zu den Pollen haben wir auf diese Allergene in unseren Wohnräumen sehr wohl einen Einfluss. Wir können sie zwar nicht immer komplett meiden, aber wir wollen wenigstens die Art der Auseinandersetzung mit diesen Allergenen mitbestimmen.

Haben Sie sich schon gefragt, wie und wo Ihr Kind schlafen soll und wie Sie das Kinderzimmer gestalten möchten?

- Teppichboden oder Laminat?
- Schaffell im Kinderbett – ja oder nein?
- Latexmatratze, Kokosmaterial oder etwa doch Schaumstoff?

Gerade diese Fragen werden oft auch im Hinblick auf deren allergenes Potenzial diskutiert. Es ist nicht immer einfach, eine vernünftige wissenschaftlich abgesicherte Antwort zu geben. Doch werden wir hier das Für und Wider verschiedener Ansätze diskutieren und Ihnen helfen, IHREN Weg zu finden.

Gerade unsere Babys und Kleinkinder verbringen den größten Teil ihrer ersten Lebensjahre in Innenräumen. So ist es kein Wunder, dass diese direkte Lebensumgebung Wissenschaftler dazu veranlasst hat, Gebäuden und Räumen sowie deren Ausstattung ein besonderes Augenmerk hinsichtlich ihrer allergieauslösenden Faktoren zu widmen.

8.1 Milben – ungebetene Gäste!

Vor allem die Innenraumallergene (Milben, Tierhaare, Schimmel-pilze und andere), mit denen Kinder in der Regel zuerst in Kontakt kommen, spielen eine große Rolle. Diese Substanzen entstehen direkt in Wohnräumen oder werden ähnlich wie bei den Pollen von uns ins Haus hineingetragen. Hausstaub enthält eine kunterbunte Mischung an Allergenen, aber auch an schützenden Substanzen wie das bereits genannte Endotoxin. Sie erinnern sich? Endotoxine sind Bestandteile der Außenhülle von bestimmten Bakterien. Nach-gewiesenermaßen ist das Allergierisiko umso höher, je niedriger der Endotoxingehalt im Hausstaub ist. Mit der Endotoxinwirkung haben wir uns schon in Kapitel 5 beschäftigt.

Allergene im Hausstaub? Was ist das? Allen voran ist es die Haus-staubmilbe und deren Kot als Hinterlassenschaft, der sich besonders zahlreich in Matratzenstaub, aber auch auf Sofas, Teppichen, in Kis-sen und Kuscheltieren nachweisen lässt. Der Hausstaubmilbenkot ist eines der wichtigsten Innenraumallergene.

Milbenallergien treten in der Tat so häufig auf, dass wir uns mit die-sem Thema näher auseinandersetzen sollten. Wir wissen ja: Ohne All-ergenexposition gibt es auch keine Allergie. Andererseits ist es ohne Kontakt auch nicht möglich, Toleranz auszubilden. Wenn es schon unmöglich ist, dem Milbenallergen aus dem Weg zu gehen, dann sollten wir lernen, mit Hausstaub und Milben vernünftig umzugehen.

Diese winzig kleinen Spinnentierchen, die zwischen 0,1 und 0,5 Millimeter groß sind, bevölkern Matratzen, Betten, Kopfkissen und Polstermöbel. Sie sind mit dem bloßen Auge nicht zu erkennen. Die Lieblingsspeisen der Milben, die Hautschuppen des Menschen, gibt es hier zuhauf. Der Mensch verliert rund 1,5 Gramm Hautschuppen pro Tag – davon werden circa 1,5 Millionen dieser winzigen kleinen Spinnentierchen satt. Das Weibchen legt etwa 300 Eier pro Monat und die mittlere Lebenserwartung der Milben beträgt circa 30 Tage. Daraus lässt sich leicht ableiten, dass wir nie alleine in unseren Bet-ten liegen …

8.1.1 »Ökologische« Bettgemeinschaft

Die Lebensbedingungen für die Hausstaubmilben sind gerade in Kleinkinderbettchen besonders optimal: Die Aufenthaltsdauer unserer Kinder im Bett ist deutlich länger als bei Erwachsenen. Zudem sorgt das schlafende Kind für eine angenehme Temperatur und nicht nur durch die Windeln wird eine ideale Luftfeuchtigkeit für die Milben vorgehalten. Wir selbst sind als Menschen ebenfalls eine nicht unwesentliche Feuchtigkeitsquelle. Da der Körper des Menschen während der nächtlichen Ruhephase bis zu 750 Milliliter Wasser verdunstet, müssen die umgebenden Materialien diese Flüssigkeit aufnehmen. So entsteht in und unter der Bettdecke eine Luftfeuchtigkeit von circa 65 bis 80 Prozent bei einer angenehmen Umgebungstemperatur von 20 bis 30 °C: Wahrlich paradiesische Milbenlebensbedingungen sind geschaffen! Ein Gramm Matratzenstaub enthält etwa 200 bis 20.000 dieser Milbentiere. Kuscheltiere, flauschige Teppichböden, Polstermöbel und Raffgardinen dienen ebenfalls als Behausung.

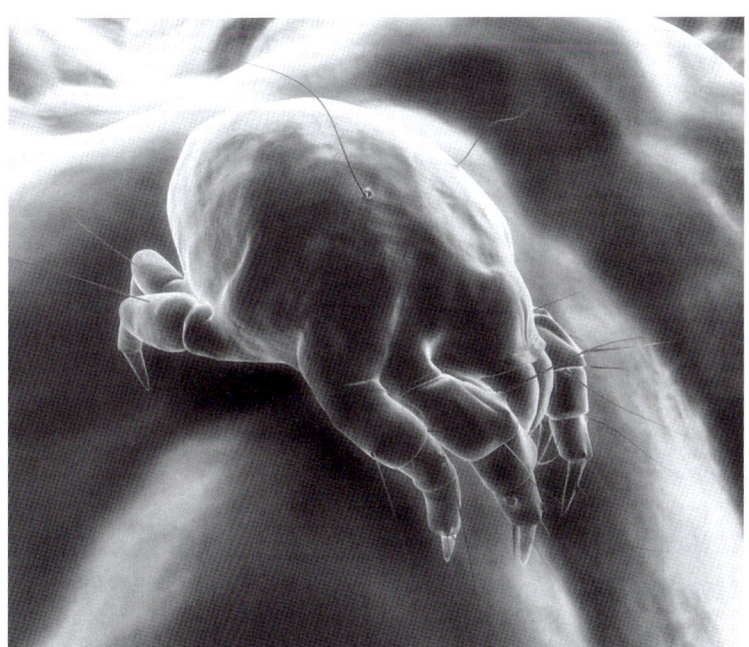

Dabei hat das Matratzenmaterial nur unerheblichen Einfluss auf die Lebensbedingungen der Hausstaubmilben. Der früher ausgesprochenen Empfehlung, als Matratzenmaterial eher Latex zu wählen, steht die deutlich erhöhte Schimmelpilzgefährdung gegenüber: Bei schwitzenden Schläfern kann das Latexmaterial die Feuchtigkeit nicht so gut abtransportieren, wie es herkömmliche Kaltschaum- oder Federkernmatratzen können.

Feuchtigkeit ist ein wichtiges Stichwort: Fällt die Luftfeuchte nämlich unter einen kritischen Wert, dann verharrt ein großer Teil der Milben in einer Art »Lauerstellung«. Sie erwachen erst wieder zum Leben, wenn es feuchter wird. Ein Teil der Milben stirbt mit Beginn der Heizperiode. Die abgestorbenen Milben und auch der Milbenkot zerfallen dann zu Staub und können so fatalerweise noch leichter eingeatmet werden. Wir wissen heute, dass Hausstaubmilben bei einem Großteil der Patienten besonders intensiv zum Übergang von einem allergischen Schnupfen zu einem allergischen Bronchialasthma beitragen.

Im Sondergutachten des Rates der Sachverständigen für Umweltfragen war man im Jahre 1999 zum Schluss gekommen, dass eine Auseinandersetzung mit einer dauerhaft vorhandenen und höheren Konzentration mit Allergenen der Hausstaubmilbe auch zu einer erhöhten Allergiebereitschaft führte. Daher lag es nahe, die Menge der Hausstaubmilbenbelastung möglichst niedrig zu halten, obwohl die Konzentration der Allergene im Hausstaub beträchtlich variiert.

8.1.2   Nie mehr ohne!

Aus der Beschreibung der Lebensumstände der Milben wird deutlich, dass der Versuch einer Vorbeugung oder gar einer Reduktion der Hausstaubmilbenbelastung ein nahezu aussichtsloses Unterfangen ist. Zwei Gruppen von Wissenschaftlern haben exakt diesen Ansatz an insgesamt über 750 Risikokindern geprüft. Sie stellten fest, dass eine Verminderung der Milbenbelastung als alleinige Maßnahme keine Auswirkung auf die Allergiewahrscheinlichkeit – weder auf eine Neurodermitis noch auf ein Asthma – hat (Woodstock et al. 2004; Marks et al. 2003). In einer weiteren Studie aus dem Jahr 2007 wurde bei 440 Neugeborenen das Zusammenspiel von verschiedenen Einflussfaktoren wie Raumfeuchtigkeit, Ausmaß der Belastung an Innenraumallergenen und familiäre Vorgaben (Genetik) herausgearbeitet (Celedon et al. 2007).

Das Ergebnis wird Sie vielleicht enttäuschen: Alles, was über das normale Maß des »Saubermachens« hinausgeht, bringt keinen Zusatznutzen!

Folgende generelle Präventionsmaßnahmen haben sich als sinnvoll erwiesen, um zumindest ein Gleichgewicht zwischen Mensch und Milbenallergenen zu schaffen (Custovic 2000, DGK):

Ein geeigneter Staubsauger sollte über einen sogenannte HEPA-Feinstaubfilter verfügen. Dieser Hochleistungsfilter filtert kleinste Partikel aus dem Luftstrom heraus.

- Matratze und Oberbett nach der Nacht auslüften lassen, damit die Feuchtigkeit aus dem Gewebe verdunsten kann.

- Sorgen Sie für häufiges Lüften und für eine Raumluftfeuchtigkeit möglichst unter 50 Prozent.

- Verzichten Sie auf elektrische Luftbefeuchter und Wasserbehälter an Heizkörpern.

- Beziehen Sie die Betten regelmäßig.

- Tragen Sie einen Schlafanzug: Dieser saugt die Feuchtigkeit auf und verhindert, dass den Milben allzuviel Nahrung in Form von Hautschuppen zur Verfügung steht.

- Saugen Sie regelmäßig die Matratze mit einem geeigneten Staubsauger ab.

- Der Raum unter dem Bett sollte frei zugänglich sein.

- Verzichten Sie im Schlafzimmer auf allzu offene Bücherregale.

- Kleidung sollte in einem abgeschlossenen Kleiderschrank aufbewahrt werden.

Die einzige Möglichkeit, die Milbe zu bekämpfen, heißt, ihre Lebensbedingungen empfindlich zu stören und ihr möglichst die Nahrung zu entziehen. Dennoch ist uns ein Zusammenleben mit Milben immer garantiert – egal, welche Methoden zur Anwendung kommen. Aber Milbe hin oder her: Ihre Existenz führt ja gar nicht zwingend zu einer Hausstaubmilbenallergie.

Hausstaubmilben — Als Maßnahme der Primärprävention kann die Reduktion der Exposition gegenüber Hausstaubmilbenallergenen nicht empfohlen werden. (Empfehlungsklasse B)

Schimmelpilze: Im Käse gern, aber nicht im Wohnraum!

Schimmelpilze gehören zu den häufigen allergieauslösenden Substanzen. Daher wird ihrem Vermeiden beziehungsweise Auftreten in der Allergieprävention eine große Beachtung geschenkt.

Allerdings ist hier nicht der Schimmel auf dem Käse gemeint: Bei diesem Thema müssen wir uns unappetitlicheren Dingen in unserer näheren Umgebung nähern. Ähnlich wie die Hausstaubmilben sind auch Schimmelpilze mit dem bloßen Auge meist nicht zu erkennen. Nur bei sehr starkem Befall können wir sie ohne detektivischen Blick mit dem bloßen Auge als Farbveränderung oder als schwarzen Punkt (Stockflecken) identifizieren. Dann aber ist es bereits zu spät: Sanierungsmaßnahmen sollten umgehend durchgeführt werden!

Die wichtigsten Schimmelpilze in der Wohnung sind:

- Alternaria
- Aspergillus
- Cladosporium
- Penicillium

Schimmelpilze benötigen Pflanzen- oder Tiermaterial als Nahrung, zudem ist eine hohe relative Luftfeuchtigkeit für ihr Wachstum essenziell. Und genauso wie bei den Hausstaubmilben fördert Feuchtigkeit, zum Beispiel regnerisches oder feuchtes Wetter, das Schimmelpilzwachstum. Erst hohe Temperaturen (über 40 °C) oder klirrende Kälte (unter 0 °C) verringern das Wachstum. Für das Schimmelpilzwachstum ist es in unseren Wohnräumen also völlig unerheblich, ob wir es zu Hause eher kühl oder eher wärmer mögen. Schimmelpilze produzieren große Menge an Sporen, die durch windiges Wetter über weite Strecken verteilt werden. Diese Sporen sind es vor allem, die als Schimmelpilzallergene wirken.

Somit wird deutlich, dass nicht nur dem Vorhandensein der Schimmelpilze, sondern auch deren Wachstum und der Verbreitung ihrer Sporen eine große Bedeutung zukommt. Sie bilden einen ganz selbstverständlichen Bestandteil unserer Umwelt und sind natürlicherweise auch in Innenräumen vorhanden. Die Vermehrung von Schimmelpilzen in Innenräumen stellt immer ein erhöhtes allergologisches Gefahrenpotenzial dar. Das gilt es zu verhindern. Und dies gilt für alle Menschen – auch für die, die nicht zu allergischen Reaktionen neigen.

Die wichtigste Voraussetzung für das Schimmelpilzwachstum ist Feuchtigkeit. Was tun? An baulichen Vorgaben können Sie meist wenig ändern. Risse im Mauerwerk oder Fehler in der Gebäudekonstruktion, die Feuchtigkeit in Wände, Fußböden und Decken eindringen lassen, sollten natürlich sofort beseitigt werden. Durch Wärmebrücken oder falsch angebrachte Wärmedämmung kann es zur Tauwasserbildung an Innenflächen der Gebäude kommen. Diese feuchten Wände fördern den Schimmelpilzbefall besonders. Denn feuchte Wände unterliegen einer fatalen Wechselwirkung: Sie haben eine geringere Wärmedämmung als trockene Wände, sie sind kalt und neigen dazu, noch nasser und kälter zu werden. So bieten sie dem Schimmelpilz immer größere Flächen als Nährboden an.

Fazit: Um den Pilzbefall nachhaltig zu beseitigen, muss man diesen Organismen die Existenzgrundlage entziehen. Vor allem muss die Bausubstanz vor Feuchtigkeit geschützt werden.

Es gibt aber noch andere Quellen für Feuchtigkeit im Haus. Es ist selbst produzierte, unvermeidliche Feuchte, zum Beispiel durch Kochen, Waschen oder durch unsere Atemluft. Sie kann nur durch richtiges Heizen und Lüften reduziert werden. Wie aber soll das gehen, woran wollen wir uns als Raumnutzer orientieren?

8.1.3 Nachhaltiges Handeln erfordert Umdenken!

Alle Präventionsmaßnahmen haben daher vor allem das Verhalten der Hausbesitzer und Raumnutzer im Mittelpunkt.

Das Wachstum von Schimmelpilzen in Innenräumen wird hauptsächlich durch folgende drei Faktoren bestimmt:

- Feuchtigkeit
- Nährstoffangebot
- Temperatur

Wir wissen nun, dass die Feuchtigkeit dabei von entscheidender Bedeutung ist. Wie könnte die Praxis aussehen? Kontrollieren Sie das Haus beim nächsten starken Regen. Greifen Sie zum Regenschirm und halten Sie Ausschau nach Stellen, wo das Wasser nicht ungehindert ablaufen kann. Sind Dachrinnen und Fallrohre dicht?

Insbesondere feuchte Keller sollten durch sorgfältige Bauwerksabdichtungen geschützt werden. In jedem Fall ist es aber für das gesamte Gebäude ratsam, Niederschlagswasser zum Beispiel mithilfe von Dachüberständen, Vordächern und einer gut durchdachten Gartengestaltung möglichst weit vom Haus weg zu leiten: traditioneller konstruktiver Bautenschutz.

Gerade wenn sich ein neuer Erdenbürger ankündigt, wird häufig an- oder umgebaut. Nach solchen Baumaßnahmen können die verwendeten Materialien noch viel Wasser enthalten, das oft erst im Laufe der nächsten Monate entweicht. In dieser Zeit ist dann das richtige Heizen und Lüften besonders wichtig. Im Fachjargon wird dies etwas zynisch »Trockenwohnen« genannt. Und daher sollte zu den ersten Einrichtungsgegenständen einer neugebauten Wohnung auch das Hygrometer zum Messen der Luftfeuchtigkeit zählen.

Sehr oft sorgt unsachgemäßes Lüftungsverhalten für hohe Feuchtigkeit der Raumluft. Auch wenn wir es als Wohnungsmieter oder Häuslebauer nicht gerne hören: Ein hoher Schimmelpilzbesatz in der Wohnung oder im Haus hat fast immer etwas mit falschem Lüftungs- und Heizverhalten zu tun.

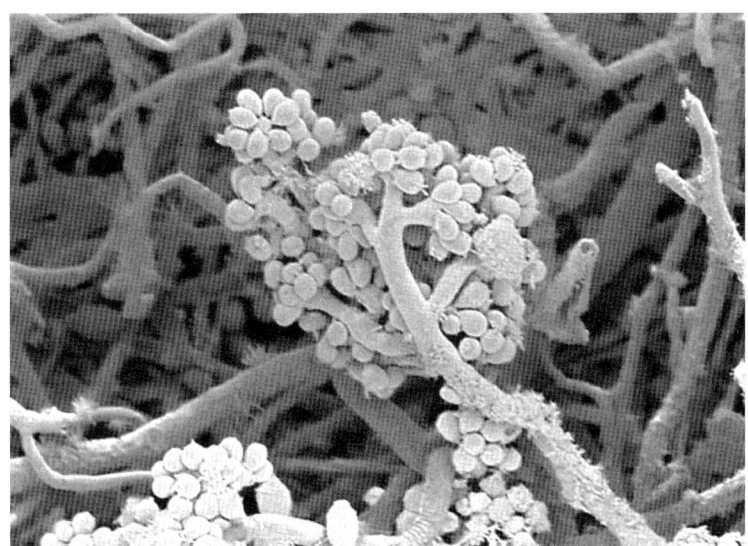

Aufgepasst! Für Schimmelpilze in Innenräumen gilt nach wie vor das Prinzip Vermeidung! (Umweltbundesamt 2002)

Besonders die nachträglich wärmegedämmten und die nach aktuellen Bauvorschriften neu errichteten Gebäude erfordern wegen ihres deutlich verringerten, natürlichen Luftwechsels ein sachgerechtes Lüften. Dies ist die wichtigste Schutzmaßnahme gegen Schimmelwachstum! Dabei sollten Sie darauf Acht geben, dass in allen Wohnräumen die Temperaturen der Wandoberflächen möglichst nicht unter rund 16 °C sinken. Auf diese Weise kann kaum irgendwo Feuchtigkeit kondensieren. Durch ein richtiges Heizen und Lüften kann die Feuchtigkeit im Gebäude beeinflusst und somit effektiv begrenzt werden. Die relative Luftfeuchtigkeit in einem Raum sollte dauerhaft 65 bis 70 Prozent nicht überschreiten. Luftbefeuchter und über Heizungen gelegte feuchte Tücher sind wahre »Schimmelbeschleuniger«. Nicht nur aus Schimmelpilzvermeidungsgründen, sondern auch aus weiteren hygienischen Gründen, etwa um die Gesamtkeimzahl zu verringern und einen Austausch der verbrauchten Luft zu ermöglichen, sollten Sie sich ein regelmäßiges Lüften zur Pflicht machen!

8.2 Schimmel ade!

Die wichtige Frage, wie Sie am effektivsten lüften, beantwortet die folgende Tabelle mit ihren Richtwerten. Ein gutes Lüftungsverhalten ermöglicht einen kompletten Raumluftwechsel in kurzer Zeit:

Luftwechsel bei verschiedenen Fensterstellungen

Lüftungseinrichtung/ Fensterstellung	Luftwechsel pro Stunde
Fenster in Kippstellung	0,3–4
Fenster halb geöffnet	4–10
Fenster ganz geöffnet	4–20
Querstromlüftung (mehrere gegen- überliegende Fenster ganz geöffnet)	10–50

Stoßlüftung bedeutet Energiesparen. Somit wird klar ersichtlich, dass allein nur die Kippstellung von Fenstern »out« und wenig effektiv ist. Um den gleichen Effekt einer Stoßlüftung zu erzielen, müssten Sie das Fenster mindestens fünfmal so lange offen halten. Die intelligenteste Art zu lüften ist deshalb die Querstromlüftung, der Fachausdruck für das, was wir gemeinhin als Stoßlüftung bezeichnen: mehrfaches, aber kurzes Lüften – möglichst als Querlüftung! In der kalten Jahreszeit reichen rund fünf bis sieben Minuten für einen ausreichenden Luftaustausch. Im Hochsommer können auch schon mal 20 bis 25 Minuten nötig sein, um diesen vollständigen Raumluftwechsel zu erzielen.

Machen Sie eine solche Stoßlüftung zum Pflichtprogramm ihres Tagesablaufs:

- morgens nach dem Aufstehen,
- mittags nach dem Essen,
- nachmittags zur Kaffeezeit und
- abends kurz vor dem Zubettgehen.

Bei Bedarf, wenn die Raumluft mit größeren Feuchtigkeitsmengen angereichert ist, zum Beispiel nach dem morgendlichen Duschen oder nach dem Wischen des Fußbodens, sollten Sie die Fenster auch zwischendurch richtig öffnen, um dem Wasserdampf und damit der Feuchtigkeit die Möglichkeit zu geben, den Raum zu verlassen. Im Winter denken Sie immer daran, nicht so lange zu lüften, weil sonst Möbel und Mauerwerk zu stark abkühlen und somit dort Feuchtigkeit kondensieren könnte! Also – machen Sie jetzt einmal eine Lesepause und öffnen kurzzeitig die Fenster im Wohnzimmer und in der Küche. Danach geht es weiter!

8.2.1 Der beschlagene Spiegel im Bad: Taupunktunterschreitung!

Ein unbewohntes und dichtes Haus ist trocken. Völlig unterschätzt wird oft die Tatsache, dass auch wir als Bewohner des Hauses großen Anteil an der Produktion von Feuchtigkeit haben. Durch unser alltägliches Handeln, zum Beispiel durch das Kochen, durch Duschen, Baden, Wäsche trocknen, aber auch den Betrieb der Waschmaschine entstehen tagtäglich erhebliche Wasserdampfmengen. Eine Feuchtelast, die in der Innenraumluft gespeichert werden muss. Auch als ruhender Mensch geben wir eine gewisse Wasserdampfmenge ab.

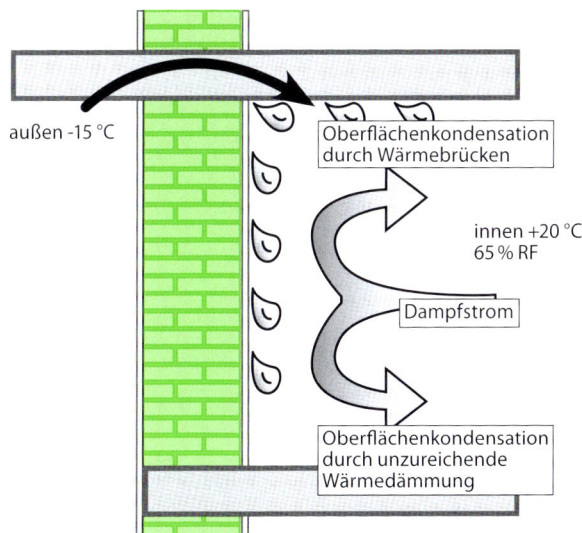

außen -15 °C

Oberflächenkondensation durch Wärmebrücken

innen +20 °C
65 % RF

Dampfstrom

Oberflächenkondensation durch unzureichende Wärmedämmung

Abbildung 13:

Kondensation durch Taupunktunterschreitung

Beispiele für tägliche Wasserdampfabgabe in einem Dreipersonenhaushalt

Raum	Tätigkeiten/Quellen	Wassermenge in g/d
Küche	Kochen, Wischen, Feuchtreinigung	800–3.000
Bad/WC	Waschmaschine	150
	Duschen	850–1.500
	Wannenbad	650–1.000
	Wäsche trocknen	1.250
Andere Räume	ruhende Personen	960–2.550
	Mensch (Schlafphase)	~ 1.000
	aktive Person	2.430
	Topfpflanzen	720–3600
	nasse Kleidung	200–700
	freie Wasseroberflächen	bis zu 0,9–1,2 Liter pro qm und Tag

Unsere Luft kann – abhängig von ihrer Temperatur – unterschiedliche Mengen an Wasserdampf aufnehmen.

Einfache Grundregel:
Kalte Luft kann wenig Wasser aufnehmen, warme Luft viel.

Je kälter also die Luft ist, desto mehr Wasser kann sie beim Erwärmen aufnehmen. So kann zum Beispiel die kalte Außenluft, die beim Fenster öffnen im Winter in den Raum strömt, beim Erwärmen große Mengen Feuchtigkeit aufnehmen. Physikalisch gesehen, aber auch ganz praktisch umsetzbar können wir durch dieses Phänomen unsere Räume entfeuchten. Wenn nämlich diese erwärmte Raumluft beim nächsten Lüften nach außen tritt, wird dem Raum Feuchtigkeit entzogen. Kalte, deutlich feuchtigkeitsärmere Luft strömt nach, wird wieder erwärmt und nimmt wieder Feuchtigkeit auf.

Allerdings hat diese Sache auch einen Haken: Wenn nun die erwärmte Luft, die mit Feuchtigkeit gesättigt ist, abkühlt, muss sie Wasser als Tauwasser oder Nebel ausscheiden! Die Folge: Wasser kondensiert an kalten Flächen. Besonders gut lässt sich dieses Phänomen beim täglichen Duschen der Familie nachvollziehen: Zu Beginn kann man sich noch kristallklar im Spiegel betrachten, aber spätestens nachdem das zweite oder dritte Familienmitglied heiß geduscht hat, ist im Spiegel nur ein nebelhaftes Antlitz zu erkennen: Die Luft im Bad ist mit Wasserdampf gesättigt und kühlt an der kalten Spiegeloberfläche merklich ab. Durch dieses Abkühlen kann die Luft die in ihr enthaltende Wassermenge nicht mehr tragen. Sie kondensiert an der Spiegeloberfläche.

Dieses Phänomen ereignet sich auch ganz alltäglich in Kellerräumen, in denen die Temperatur auch im Sommer niedriger ist. Zu Beobachten ist das Kondensieren aber auch an Außenwänden – vor allem dann, wenn sie eine ungenügende Wärmedämmung aufweisen. Hinter Bildern, schweren Gardinen oder dicht abschließenden Möbelstücken, die ein Erwärmen der Außenmauer verhindern und so eine kalte Kondensationsfläche bieten, schlägt sich oft Feuchtigkeit nieder.

Die Folge: Die ersten Schritte für eine Schimmelpilzbesiedlung sind gemacht! Schimmelpilzwachstum tritt nicht erst bei sichtbarer Tauwasserbildung auf, sondern bereits bei anhaltender Luftfeuchtigkeit über 80 Prozent.

8.2.2 Frische Luft komm herein!

Im Zuge von Energieeinsparung und Kostensenkung wird häufig beim Lüften gespart! Oft hört man hier den Satz »Man will ja nicht für draußen heizen« … Doch Vorsicht! Dieses Verhalten spart eindeutig am falschen Ende!

Früher waren Fenster die Bauteile eines Hauses, die am stärksten abkühlten. War die Luft im Innenraum also zu feucht, machte sich dies durch Tauwasserbildung an den Scheiben und Rahmen bemerkbar: Man wusste, dass vermehrt gelüftet werden muss. Heute – nach dem Einbau von nahezu absolut dichten Fenstern mit Doppel- oder gar Dreifachverglasung – ist der kälteste Punkt der Wohnung nicht mehr die Fensterscheibe, sondern die Außenwände oder nicht sichtbare Ecken und Flächen hinter großen Möbelstücken, die dicht vor einer Wand stehen, besonders vor Außenwänden. Kommt es dort zu einer Tauwasserbildung, wird dies oft erst zu spät bemerkt – Schimmelpilze haben sich bereits ausgebreitet.

Gelingt es trotz Heizung nicht, die Wandoberflächentemperatur bei rund 16 °C zu halten, so ist das Mauerwerk schlecht gedämmt. Ursache kann auch eine Durchfeuchtung (zum Beispiel ein Wasserschaden) sein. So lange diese Außenwand unzureichend isoliert und damit oft zu kalt ist, muss sie von innen gut belüftet werden. So ersparen Sie sich viel Ärger und großen finanziellen Schaden.

Zudem gilt beim Lüften: Nebenräume sind keine Nebensache! Die Türen zu kühleren Nebenräumen sollten möglichst immer geschlossen bleiben, damit wärmere und damit meist feuchtere Luft dort nicht kondensieren kann.

Quelle: Leitfaden zur Vorbeugung, Untersuchung, Bewertung und Sanierung von Schimmelpilz-wachstum in Innenräumen (Umweltbundes-amt, 2002)

Tipps für das richtige Lüften

Allgemeine Lüftungstipps

Mehrfach täglich eine kurze Stoßlüftung (fünf bis zehn Minuten bei weit geöffneten Fenstern).

Bad, Dusche

Im Bad, Dusche und Räumen mit ungenügender Lüftungsmöglich-keit sollte nach dem Duschen das Wasser von Wänden und Boden entfernt werden. Nach dem Duschen oder Baden sollten die Fenster weit geöffnet werden. Ein zu kurzes Lüften sollte aufgrund der gro-ßen Wasserdampfmengen vermieden werden, da gerade im Bad meist wenig Materialien sind, die Feuchtigkeit speichern können und so einer Tauwasserbildung Tür und Tor geöffnet ist. Zumindest die Oberflächen in der Duschkabine oder Badewanne sollten nach dem Duschen möglichst trocken gewischt werden – nicht nur aus Schön-heitsgründen … Nasse Handtücher, Bademäntel und feuchte Oberflä-chen enthalten noch viel Wasser und können damit auch längerfristig zu einer hohen Luftfeuchtigkeit führen. Gerade deshalb soll dem Lüf-ten in Bad und WC ein besseres Augenmerk geschenkt werden.

Küche

Dunstabzugshauben in der Küche sollten möglichst als Ablufthau-ben konstruiert sein. Denn Umluftdunstabzugshauben sorgen ledig-lich für eine Verteilung der Feuchtigkeit in der Küche und nicht für deren Abzug.

Schlafzimmer und kühle Räume

Schlafzimmer und weniger beheizte Räume sollten nicht mittels war-mer Luft aus anderen Räumen aufgewärmt werden. In diesen durch-weg kälteren Räumen kann es sonst an den Wänden oder Fenster-scheiben zu einer Tauwasserbildung kommen. Auch im Schlaf geben wir große Mengen Wasserdampf ab, sodass insbesondere in kühlen Schlafzimmern für eine gute Belüftung gesorgt sein muss.

Räume, die längere Zeit nicht beheizt und nicht benutzt wurden, sollten bei erneutem Gebrauch vorher mehrfach gelüftet werden.

Wenn wir sowohl gesundheitspräventiv als auch allergiepräventiv etwas Wirkungsvolles unternehmen wollen, dann das Richtige – also kurzfristiges, mehrmaliges Querlüften.

8.2.3 Schutzmaßnahmen für jedermann!

Aus Gründen der Gesundheitsvorsorge, nicht nur der Allergieprävention, sollte daher die Schimmelpilzbelastung so niedrig wie möglich
gehalten werden. Und grundsätzlich gilt: Jeglicher Schimmelpilz
muss beseitigt werden! Unabhängig von der genetischen Bereitschaft, eine Allergie zu entwickeln, sind folgende Empfehlungen für
jedermann sinnvoll:

**Schimmelpilzreduktionsmaßnahmen für jedermann!
(Umweltbundesamt 2002)**

- Wasserdampfbildung in der Wohnung vermeiden, das
  heißt insbesondere sinnvolles und ausreichendes Lüften in
  Feuchträumen/Badezimmern.

- Stockflecken auf Tapeten, Wänden sofort effektiv beseitigen.

- Fenster- und Türrahmen regelmäßig auf Schimmelbesatz
  überprüfen.

- Zimmerpflanzen regelmäßig auf Schimmelbefall überprüfen
  und im Zweifel die Oberfläche der Blumentöpfe mit
  Vogelsand abdecken.

- Feuchte Küchenabfälle in Zeitungspapier oder dafür
  vorgesehene Behälter wickeln und dann erst kompostieren.

- Feucht- und Kellerräume regelmäßig lüften und angemessen
  heizen.

- Obst und Gemüse sachgerecht lagern.

*Schimmel und Feuchtigkeit — Ein Innenraumklima, das
Schimmelpilzwachstum begünstigt (hohe Luftfeuchtigkeit,
mangelnde Ventilation) sollte zur Allergieprävention
vermieden werden. (Empfehlungsklasse B)*

8.3 Haarige Gefährten

Im Zeitalter der Allergievorbeugung stellt die Anschaffung eines Haustieres heute oft Diskussionszündstoff dar. Aber irgendwann äußert jedes Kind den Wunsch nach einem Tier im Haus oder in der Wohnung. In einer US-amerikanischen Untersuchung unter Kindern gaben 97 Prozent der Befragten an, dass für sie Tiere der erste Ansprechpartner bei Problemen seien. Verständlicherweise sind daher viele Eltern überzeugt, dass ihr Kind etwas versäumt, wenn es ohne Tier aufwächst. Doch Tiere leben immer mit der gesamten Familie. Daher sollte die Anschaffung eines tierischen »Mitbewohners« gerade auch unter dem Blickwinkel der Vorbeugung von Allergien gut durchdacht werden.

Die typischen allergischen Beschwerden bei Tierhaarallergien – oder korrekter ausgedrückt: bei Allergien auf Hautschuppen von Tieren – treten im Bereich der Atemwege auf. Husten, Keuchen, Atemnot … keine angenehmen, ja durchaus beängstigenden Symptome, wenn Ihr Kind darunter leidet. Die Ursachen für die deutliche Zunahme von Tierallergien wurden in früheren Untersuchungen vor allem auf das nicht artgerechte Zusammenrücken von Tier und Mensch zurückgeführt. Aber diese Hypothese lässt sich nicht so einfach halten. Und mit Sicherheit kann hieraus keine Maßnahme für eine sinnvolle Vermeidungsstrategie abgeleitet werden. Immerhin besitzen 50 Prozent aller Haushalte in der Bundesrepublik ein Haustier – schließlich ist ja nur ein Bruchteil dieser Tierbesitzer allergisch auf die haarigen Gefährten. Katzen haben zwar nicht mehr die Möglichkeit, wie in Großmutters Zeiten, draußen herumzustromern und sich im Stall zu Hause zu fühlen, sondern recken sich am Fußende unseres Bettes. Aber dann gibt es ja auch noch die Tierliebhaber und die Familien auf Bauernhöfen, die ständig Kontakt zu Tieren haben und dennoch – oder gerade deshalb – deutlich weniger allergiegefährdet sind.

Und so ist es nicht weiter verwunderlich, dass es auch zu diesem Thema zahlreiche Studien gibt, die viel PRO und CONTRA zeigen.

8.3.1 Hund – Katze – Meerschweinchen – Hamster

Praxisrelevante Fragen sind, ob es möglicherweise ein Haustier gibt, das schützend vor Allergien wirkt. Und wie hoch ist das Risiko, sich durch Tierkontakt zu sensibilisieren und gar allergische Symptome zu entwickeln?

Sie haben bereits gelesen, dass das Aufwachsen auf einem Bauernhof einen Schutz gegenüber der Entwicklung allergischer Erkrankungen bietet. Beim Thema Tiere wurden alle erdenklichen Zusammenhänge untersucht: Das Zusammenleben mit Hunden oder mit Katzen, die Zweisamkeit mit kleinen felltragenden Tieren, zum Beispiel einem Hamster, einem Hasen oder einem Meerschwein – aber auch der stete Kontakt zu Vögeln als Haustier wurde in seiner Auswirkung auf ein mögliches Allergierisiko untersucht. Und selbst die Haltung nicht felltragender Tiere wie Fische und Schildkröten birgt ein Risiko – zwar nicht über die Tiere selbst, aber über ihr Futter (Liebers et al. 1991).

Bei Menschen, die dem Hundeallergen ausgesetzt sind, stellte man fest, dass Boxer und Schnauzer zu 30 Prozent eine Sensibilisierung hervorrufen, während zum Beispiel Beagle und Schäferhunde nur Sensibilisierungsraten von rund fünf bis sieben Prozent aufweisen (Moore et al. 1980). Ein Grund dafür mag sein, dass sich die Hunderassen in ihrer Allergenabgabe unterscheiden. Diese Befunde sind aber nicht unwidersprochen geblieben (Heutelbeck et al. 2007). Und so ist es schwierig, daraus eine allgemeine Empfehlungsstrategie abzuleiten, da es auch bei diesem Thema viele einzelne Einflussfaktoren gibt, die mit berücksichtigt werden müssen. Tatsache ist jedenfalls, dass die meisten wissenschaftlichen Untersuchungen bislang einen schützenden Effekt von Hundehaltung auf die Entwicklung einer späteren allergischen Atemwegserkrankung ausweisen. Dies konnte für die Katzenhaltung so nicht nachgewiesen werden. Dort überwiegen die Beobachtungen, dass es eher zu einer Ekzemverschlechterung kommt und auch ein erhöhtes Risiko zur Entwicklung eines Asthmas bei Kindern im Alter von sechs Jahren besteht (Torrent et al. 2007).

Der entscheidende Punkt für Unterschiede in den Präventionsempfehlungen zwischen den einzelnen Haustieren liegt in der Tatsache, dass ein Hunde-, Meerschweinchen- oder Hamsterhaarallergiker keine Probleme hat, seinem Allergen auszuweichen, wenn er denn möchte. Wenn er es vorher weiß, sollte er sich keines anschaffen. Wenn er das Tier bereits ins Haus aufgenommen hat, kann er es abschaffen oder tunlichst jeden Kontakt vermeiden.

Ein Katzenhaarallergiker hat dagegen kaum eine Chance auf Allergenvermeidung. Katzenhaare sind einfach überall. Dieses Thema werden wir gleich noch näher beleuchten. Doch einmal ganz ehrlich, welcher Tierliebhaber macht sich schon solche Gedanken bei der Anschaffung eines vierbeinigen Lieblings?

Wie steht es nun mit einer Toleranzentwicklung? Ob es tatsächlich ein Haustier gibt, das vor Allergien schützen kann, ist derzeit nicht sicher (Langan et al. 2007 und Takkouche et al. 2008). Hunde scheinen dazu ein gewisses Potenzial zu haben (Remes et al. 2001), möglicherweise bedingt durch den erhöhten Endotoxingehalt, der mit der Haltung von Hunden einhergeht. Nach einer Untersuchung von Campo und Mitarbeitern (2006) sind die Endotoxingehalte und damit auch die Schutzwirkungen besonders hoch, wenn nicht einer, sondern mehrere Hunde gleichzeitig gehalten werden. Das hat dann offenbar einen vergleichbaren Effekt wie das Aufwachsen »im Kuhstall«. Nur zur Erinnerung: ein höherer Gehalt an Endotoxin wird auch als einer der Gründe dafür gehandelt, warum Bauernhofkinder besser vor Allergien geschützt sind als Stadtkinder (siehe Kapitel 5).

Allerdings sind die wissenschaftlichen Erkenntnisse nicht hinreichend gesichert, um die Anschaffung eines Hundes aus Präventionsgründen zu empfehlen. Bei anderen felltragenden Tieren ist das Risiko auf eine Tierhaarallergie offenbar größer, und eine Schutzwirkung ist noch umstrittener. Deshalb raten wir von der gezielten Anschaffung eines Tieres zur Allergieprävention ab. Ob es dagegen wirklich sinnvoll ist, ein vorhandenes Tier abzuschaffen, um Allergien beim Nachwuchs zu vermeiden, lässt sich aufgrund des aktuellen Wissensstandes ebenfalls nicht eindeutig beurteilen. Und so sind die Empfehlungen auch sehr vorsichtig ausgefallen.

Haustierhaltung, 1. Teil — Für Personen ohne erhöhtes Allergierisiko besteht kein Grund für eine Empfehlung zur Einschränkung der Haustierhaltung aus Präventionsgründen.

Für Risikokinder gilt: Die Auswirkungen der Haustierhaltung auf die Allergieentwicklung sind derzeit nicht eindeutig abzuschätzen. Die Anschaffung von Felltieren als Präventionsmaßnahme ist nicht zu empfehlen.

8.3.2 KATZE! Die Emotionen schlagen hoch

Die einen lieben sie, die anderen hassen sie. Kaum jemandem sind sie gleichgültig. Auf diese einfache Formel lässt sich das Thema »Katze« bringen. Aber wenn wir uns um vorbeugende Maßnahmen bezüglich einer Allergie Gedanken machen wollen, müssen Katzen-liebhaber sich der hoch emotionalen Frage: »Katze abschaffen – ja oder nein?« stellen!

Bei der Katze sind es – wie bei anderen felltragenden Tieren auch – die Hautschuppen, die durch die ausgiebige Fellpflege der Tiere all-ergologisch wesentliche Bestandteile des Katzenspeichels in die Luft heben können und sie von dort in alle Richtungen transportieren. So lassen sich gerade Katzenallergene über einen langen Zeitraum im Hausstaub oder in öffentlichen Einrichtungen (Kino, Musikhalle, öffentliche Verkehrsmittel) nachweisen, auch wenn keine Katze weit und breit zu sehen ist. Das Katzenallergen ist auch nach dem Entfer-nen des Tieres aus der Wohnung noch Monate später nachweisbar (Spezialbericht Allergien 2000). Katzenallergene sind vorwiegend an winzige Partikel (mit einem Durchmesser von 10 µm) gebunden und auch selbst extrem klein. Das erklärt ihre besondere Aggressivität, da sie wegen ihrer geringen Größe auch die tiefer gelegenen und emp-findsameren Atemwege erreichen können. So ist es einerseits prak-tisch unmöglich, dem Katzenallergen auszuweichen. Hinzu kommt andererseits, dass man eine einmal erworbene Katzenallergie meist lebenslang behält. Und um das noch zu toppen: Sämtliche Bemü-hungen für eine geeignete Therapie laufen derzeit ins Leere. Die Hyposensibilisierung ist schwierig und nicht gerade Erfolg verspre-chend. Der Katzenallergiker hat nicht nur Probleme mit einem klei-nen Schnupfen, sondern in den allermeisten Fällen kommen noch asthmatische Beschwerden hinzu – Beschwerden, die dem Patienten im wahrsten Sinne »die Luft rauben« können. Und das, wie Sie oben gelesen haben, auch in Situationen, bei denen man als Betroffener im ersten Moment nicht dran gedacht hat: die Katzenbesitzerin, die neben Ihnen im Kino sitzt oder der Arbeitskollege, der seinen Mantel im Büro am Garderobenhaken neben ihrem Mantel hängen hat …

Noch einmal zusammengefasst:

1. Einmal Katzenhaarallergie – immer Katzenhaarallergie.
2. Katzenallergene sind nahezu überall vorhanden.
3. Es gibt aktuell keine Erfolg versprechende Therapie.

Der logische Schluss: So lange wir den Umgang mit einer Katzen-haarallergie nicht effektiver gestalten können, müssen wir mit allen Mitteln versuchen, diese gar nicht erst entstehen zu lassen!!

Die allergische Reaktion auf das Katzenallergen ist in der Regel therapiepflichtig, da sehr häufig starke Atemwegsprobleme auf-treten. Wegen der großen Bedeutung sind dieser Thematik viele wissenschaftliche Untersuchungen gewidmet worden. Deren Ergeb-nisse – sowohl der alten wie auch der zahlreichen neuen – kommen übereinstimmend zu einem Fazit: Katzenhaltung ist ein Risikofak-tor – zumindest für Risikokinder. In diesem Punkt hat sich also in der Einschätzung seit 2004 nichts mehr verändert. Ein so deutlicher Zusammenhang konnte für die Hundehaltung nicht herausgearbei-tet werden.

Haustierhaltung, 2. Teil — Bei der Katzenhaltung überwiegen die Studien, die in der Haltung einen Risikofaktor sehen. Deshalb sollte bei Risikokindern die Katzenhaltung vermieden werden. Hundehaltung ist wahrscheinlich nicht mit einem höheren Allergierisiko verbunden. (Empfehlungsklasse B)

8.4 Zurück zu unseren Wurzeln?

Ein Leben auf dem Land – und alles wird gut? Solche Träume können wunderschön sein! Aber, um es gleich vorweg zu nehmen: Wir müssen nicht alle zurück auf den Bauernhof! Diese sogenannte »Bauernhof-Hypothese« stufte Lebensbedingungen, wie sie im ländlichen Raum herrschen, als tendenziell vorbeugend bezüglich der Entwicklung allergischer Krankheiten ein. Doch inzwischen gibt es eine zunehmende Zahl an wissenschaftlichen Untersuchungen, die belegen, dass es sehr unterschiedliche Faktoren sind, welche es offenbar zu berücksichtigen gilt (von Mutius et al. 2001). Allerdings wissen wir noch nicht, welche Einflüsse dort oben in den Bergen auf einem Bauernhof – abseits der »Zivilisation« – maßgeblich an dem geringeren Allergierisiko beteiligt sind: Ist es der enge Tierkontakt, der Genuss von Rohmilch, die reinere Luft oder das Fehlen von stinkenden Autogasen oder – oder – oder?

Wir wissen, dass wir wenig wissen: Zurzeit ist es illusorisch zu glauben, wir könnten uns auf einen der bisher untersuchten Faktoren eindeutig festlegen und damit Allergien verhindern! Keinen Zweifel mehr gibt es daran, dass der zahlenmäßige Anstieg der Allergien mit unserer fortgeschrittenen Industrialisierung und dem zunehmenden Kraftverkehr zu tun hat. Die geltenden Grenzwerte für sogenannten Feinstaub werden in Städten und Ballungsräumen wegen der herrschenden Verkehrsdichte regelmäßig überschritten. Die Werte schwanken aber witterungsbedingt von Jahr zu Jahr.

Als Feinstaub, Schwebstaub oder englisch »Particulate Matter« (PM) bezeichnet man Teilchen in der Luft, die nicht sofort zu Boden sinken, sondern eine gewisse Zeit in der Atmosphäre verweilen. Diese winzigen Partikel sind mit bloßem Auge nicht wahrzunehmen. Lediglich während bestimmter Wetterlagen kann man Feinstaub in Form einer »Dunstglocke« sehen. Besonders hoch ist die Feinstaubbelastung in Großstädten. Zentren wie Berlin, München, Köln und Hannover haben zum 1. Januar 2008 sogenannte Umweltzonen eingerichtet, um die Belastung der Luft mit Feinstaub zu verringern.

Das ist in der Tat sehr löblich: Denn heute wissen wir, dass diese Feinstäube in unserer Atemluft von allen Luftverunreinigungen die größten Auswirkungen auf unsere Gesundheit haben (UBA 2009). Untersuchungen der Weltgesundheitsorganisation zeigen, dass mit Feinstaub belastete Luft die durchschnittliche Lebenserwartung in Deutschland um etwa zehn Monate verkürzt.

Wenngleich vieles noch nicht bis ins Detail untersucht ist, lässt sich aber eines jetzt schon mit Bestimmtheit festhalten: Das Einatmen und der Aufenthalt in »schmutzigen« und »trüben« Luftverhältnissen stellen Risikofaktoren für die Entwicklung von Asthma dar. Als Auslöser stehen mehrere Substanzen unter Verdacht.

8.5 Autofreier Sonntag als Lösung?

Vorrangig sind es die sogenannten Stickoxide, die uns nicht gut tun. Stickoxid ist der Sammelbegriff für Stickstoffmonoxid und Stickstoffdioxid. Diese Reizstoffe entstehen bei allen Verbrennungsvorgängen. Hauptquellen von Stickoxiden sind daher die Motoren von Pkw und Lkw, die Stromproduktion und fossile Brennstoffe, die überall von Industrie, Handel und Privathaushalten genutzt werden. Trotz der Einführung von Katalysatoren für Kraftfahrzeugmotoren sind in unseren Städten die Stickoxidkonzentrationen nur in geringem Maße zurückgegangen.

Je höher die Verbrennungstemperatur ist, desto höher ist die Stickoxidbildung. Ist erst einmal Stickstoffmonoxid entstanden, reagiert es an der Luft zu gesundheitsschädlichem Stickstoffdioxid. Jahresmittelwerte für Stickoxide liegen in Städten bei 20–90 µg/m³ und in ländlichen Gegenden dagegen nur bei 8 µg/m³. Man stelle sich das einmal bildlich vor: In Industriegegenden mit vielen Autos gibt es zehnmal mehr Stickoxidpartikel in der Luft als auf dem Land. Die zehnfache Menge dieses giftigen und farblosen Gases erreicht hier dauerhaft Ihre Atemwege und kann dort reizend wirken …

Smog, das Ozonloch, saurer Regen und das Waldsterben – alle gehen zurück auf diese Stickoxide. Sie gelten heute als Verursacher des Treibhauseffekts – als Ozonkiller. Es sind vor allem die hohen Mengen dieser Gasgruppe, die für das Loch in der Ozonschicht verantwortlich gemacht werden müssen, nicht nur die hinlänglich diskutierten Gase wie die Fluorchlorkohlenwasserstoffe, kurz FCKW genannt.

Die Einführung autofreier Sonntage, die vermehrte Nutzung von öffentlichen Nahverkehrsmitteln und die Bestrebungen, die Feinstaubbelastung zu mindern – alle diese diskutierten Maßnahmen haben ein primäres Ziel: die deutliche Reduktion der Stickoxidbelastung in unserer Luft!

Und diese Einschätzungen beruhen nicht bloß auf Spekulation. Die Mehrzahl der wissenschaftlichen Untersuchungen kommt zu einem glasklaren Ergebnis: Das Wohnen an einer dicht befahrenen Straße ist ein relevanter Risikofaktor für die Entwicklung einer Allergie. Sofern es sich also einrichten lässt, beherzigen Sie dieses Wissen bei Ihrer Wohnortwahl, aber auch bei Ihrem Lüftungsverhalten (siehe Kapitel 8.2). Langfristig können wir nur hoffen, dass auch Städteplaner sich in Zukunft diesem Problem annehmen.

Kfz-Emission — Die Exposition gegenüber Stickoxiden und kleinen Partikeln (PM$_{2,5}$) insbesondere durch das Wohnen an einer viel befahrenen Straße ist mit einem Risiko, besonders für Asthma, verbunden. Es wird empfohlen, die Exposition gegenüber kraftfahrzeugbedingten Emissionen gering zu halten. (Empfehlungsklasse B)

8.6 Zuhause rundherum wohl fühlen!

»Mein Heim ist meine Burg« – so oder so ähnlich stellen wir uns unser Zuhause vor. Darin sind wir geschützt, es gibt nichts Belastendes, nichts Allergieauslösendes, es ist einfach nur schön, erholsam, eben ganz »Trautes Heim – Glück allein«.

Doch der Wissenszuwachs und die Realität machen daraus etwas ganz anderes: Unser Heim ist aus allergologischer Sicht eher ein Glashaus als eine Burg.

Die Belastung mit Allergenen in unseren Innenräumen ist gewaltig. Wir können in unserem Heim eine Vielzahl von chemischen Stoffen, biogenen Teilchen, Fasern, Radioaktivität sowie elektrische und magnetische Felder messen. Und das bezieht sich nicht nur auf synthetische Stoffe – auch die angeblich so biologisch ungefährlichen Naturfarben sind im Visier der Umweltfahnder. Der Begriff Innenraumschadstoffe beinhaltet ein Sammelsurium von verschiedenen Substanzen.

In der Innenraumluft lassen sich weit über Hundert flüchtige organische Verbindungen (VOC) nachweisen, die aus verschiedenen Quellen in die Raumluft gelangen. Da sich die Zusammensetzung vieler in den Innenräumen befindlicher Produkte im Laufe der Zeit ändert, muss sich auch die Zusammensetzung dieses Gemisches immer wieder ändern. Das bedeutet: Alte Luftgemische verändern sich und reagieren mit neu hinzukommenden Stoffen.

Folgende Innenraumschadstoffe und Ihr Vorkommen wollen wir uns im Sinne der Allergievorbeugung beispielhaft einmal etwas näher anschauen:

Innenraumschadstoffe	Verwendung
Alkaloide	zum Beispiel in der Zimmerpflanze Ficus benjamini
Asbest (seit 1989 Verbot für alle Arten von Astbestmaterialien)	Brand-, Wärme- und Schallschutz, Brems-, Kupplungs- und Fußbodenbeläge, Textilien, Dichtungen, Trinkwasserrohre
Bicyclische Monoterpene	zum Beispiel als D3-Caren in naturbelassenen Nadelhölzern (Fichte, Tanne, Pinie), die zum Beispiel als Möbelstücke verwendet werden
Formaldehyd (HCHO)	Kunststoffe, Spanplatten, Möbel, Leder, Schaum- und Klebstoffe, Textilien, Farben, Wasch-, Reinigungs- und Körpermittel, Desinfektionsmittel, Holzfeuerungen, Zigarettenrauch
Höhere Aldehyde	Naturmaterialien aus Holz (Paneele, Fertigparkett, OSB-Platten), Produkte auf Leinölbasis: zum Beispiel Bindemittel in Naturfarben, Linoleum besitzen eine relativ niedrige Geruchsschwelle und vergleichsweise geringe Toxizität, ausreichend ausgereifte Produkte sind aber unproblematisch
Isocyanate	in Kunststoffen aller Art

Innenraumschadstoffe	Verwendung
Künstliche Mineralfasern	Wärme- und Schallschutz, Bauplatten, Tapeten, Spritzputz, Filze und Dichtungen zur Dämmung von Decken, Wänden und Dächern sowie Rohr- und Lüftungsleitungen
Pentachlorphenole (PCP)	Textil- und Lederimprägniermittel, Holzschutz
Polyzyklische aromatische Kohlenwasserstoffe (PAK)	Produkte der unvollständigen Verbrennung von Holz, Kohle, Mineralölen, Kraftstoffen und anderen Materialien
	menschliche Aktivitäten: Räuchern, Grillen, Braten, Rösten von Lebensmitteln
Polyzyklische Biphenyle (PCB)	Zusätze für Klebstoffe, Dichtungs- und Fugenmassen, Imprägniermittel, Flammenschutz für Holz, Papierstoffe und Leder, Weichmacher in Kunststoffen, Schmiermittel in Getriebeölen
Terpene	aufgrund ihrer natürlichen Herkunft werden sie häufig als Lösemittel in Naturfarben oder als Duftessenzen in Reinigungsmitteln und Kosmetika eingesetzt, sie finden sich aber auch als Ausdünstungen aus frischem Holz

Die in der Tabelle genannten Schadstoffansammlungen liegen in der Regel nur selten im Außenluftbereich vor, sondern dort, wo wir uns zu 90 Prozent(!) unserer Zeit aufhalten: im Innenraum! Dass sich diese und zahlreiche andere Stoffe dort anreichern, ist nicht zuletzt auf falsches Lüftungsverhalten zurückzuführen. Und diese Innenraumschadstoffe stellen nachweislich einen bedeutenden Risikofaktor für Gesundheit und Wohlbefinden dar.

Harmlos aussehende Möbellacke, glanzbringende Politursprays, Malermaterialien im frisch renovierten Kinderzimmer, Duftsprays, die neue Teppichauslegeware und deren Kleber … Auch zu diesen Umweltfaktoren liegt eine Vielzahl von Studien vor. Dabei hat man Innenraumschadstoffe klassifiziert und bewertet. Was nun alles als »Risikofaktor« gilt, ist kaum mehr überschaubar.

Gerade bei der Ankunft eines neuen Erdenbürgers wird mit viel Liebe und Sorgfalt renoviert, Neues angeschafft und gebastelt. Auch darin äußert sich unsere Vorfreude. Gerade das gehört ja zum »Wir wachsen als Familie zusammen« dazu. Wenn Sie jetzt vermuten, es wäre sinnvoller, Ihren Tatendrang aus Allergiepräventionsgründen lieber in eine andere Richtung zu lenken, haben Sie leider Recht. Die Kurzfassung lautet: Ihre Kinder sind besser in älteren Raumgegebenheiten mit bereits ausgedünsteten Gebrauchsgegenständen aufgehoben. Dort haben sich die meist flüchtigen Innenraumschadstoffe bereits »verdünnisiert«, und es atmet sich für ein empfindsames Baby-Bronchialsystem deutlich unempfindlicher!

Formaldehyd, Pestizide wie zum Beispiel in Holzschutzmitteln oder Insektensprays, Lösemittel und flüchtige organische Verbindungen in Kunststoffspielzeug, in Kleber, Lacken, Farben oder Reinigungsmitteln, aber auch Weichmacher zum Beispiel in Kunstleder, Duschvorhängen oder den abwaschbaren Tischdecken – von allen wissen wir inzwischen, dass sie uns nachweislich schädigen!

Aber: Die belasteten Produkte sind weit verbreitet und ihre Benutzung ist meist mit einer guten Argumentation gestützt. Die teuren neuen Winterkinderschuhe sollen ja möglichst lange halten und der Fleck, der beim Toben umgestoßenen Kirschsaftflasche soll den neuen Teppich möglichst nicht allzu sehr verunstalten. Dazu noch die karottenfarbenen Flecken auf dem schönen, ursprünglich einmal schneeweißen Babyanzug, und das, wenn auch noch Sonntagsbesuch erwartet wird …

Das leuchtend bunte Spielzeug aus Kunststoff, das die ohnehin etwas angegriffene Haushaltskasse deutlich weniger belastet, als das nach »ÖKO-TEST« als »umweltfreundlich« ausgewiesene Holzspielzeug, die Kindergartentasche, deren Motiv gerade »in« ist und, und, und … Diese Liste ließe sich beliebig fortsetzen.

Wenn wir es aber ernst meinen mit der Vorbeugung vor Allergien und insbesondere vor Asthma, wenn wir wirklich etwas für deren Vermeidung unternehmen wollen, dann gibt es vor allem eines: raus mit Innenraum(luft)schadstoffen! Egal wie: durch Nichtverwendung der aufgeführten Produkte, durch Ersatz mit anderen Materialien, durch Lüften – Hauptsache weg.

Manchmal sind solche Empfehlungen zwar sehr praxistauglich, fordern aber gleichzeitig eine erhebliche Verhaltensänderung und gehen zulasten des Komforts. Aber so ist das mit der Zunahme an Wissen: Alles hat zwei Seiten.

Innenraumluftschadstoffe — Es gibt Hinweise darauf, dass Innenraumluftschadstoffe das Risiko für atopische Erkrankungen und insbesondere Asthma erhöhen können (zum Beispiel Formaldehyd; flüchtige organische Komponenten, wie sie besonders durch neue Möbel und bei Maler- und Renovierungsarbeiten freigesetzt werden können): Es wird empfohlen, die Exposition gegenüber Innenraumluftschadstoffen gering zu halten. (Empfehlungsklasse B)

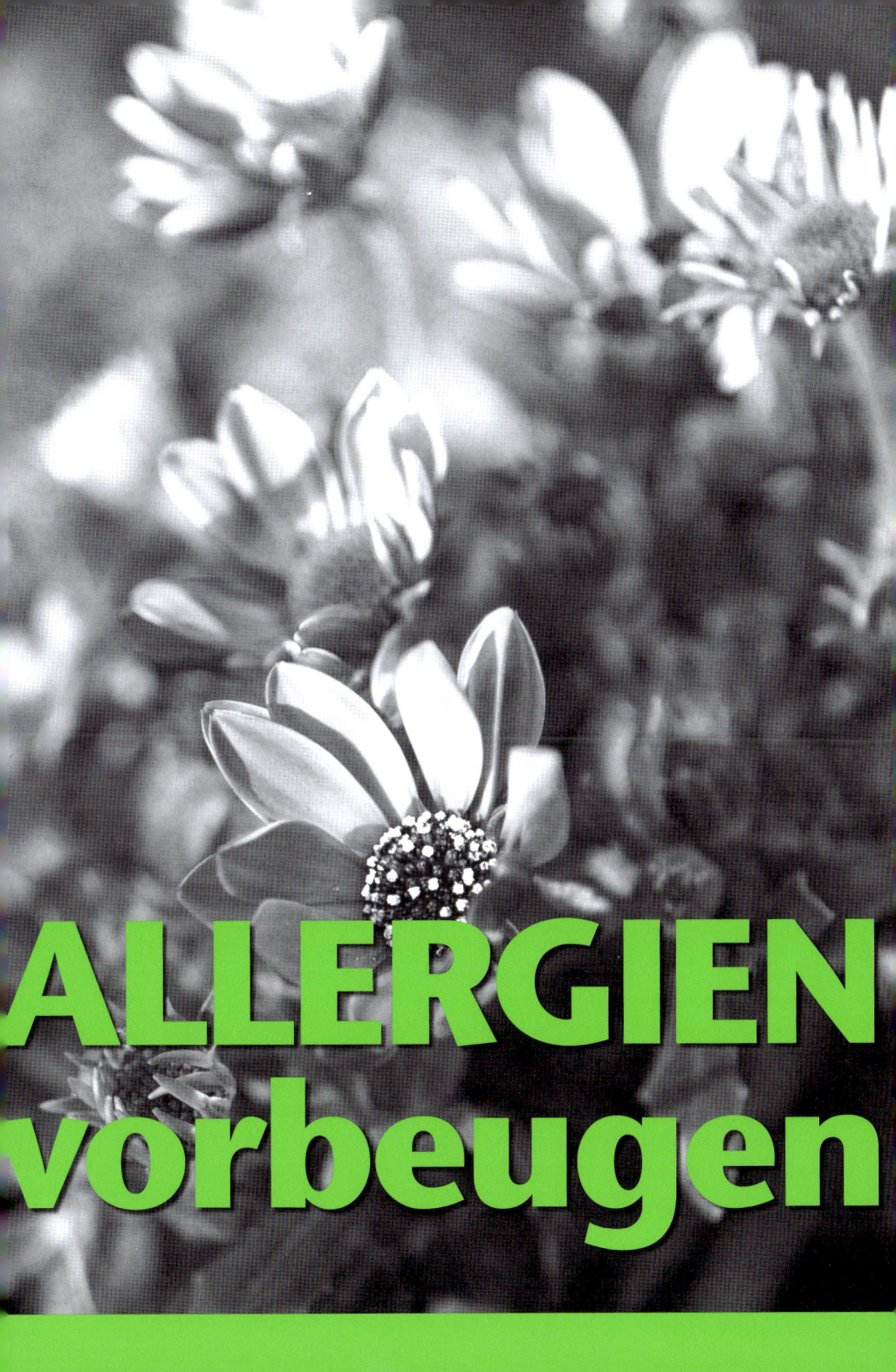

ALLERGIEN
vorbeugen

Impfen

Impfgegner bringen Schutzimpfungen im frühen Kindesalter gern mit Allergien in Verbindung. Doch entspricht es der Realität, dass Impfungen das Risiko für allergische Erkrankungen erhöhen?

Wenn man dieser Frage nachgehen möchte, läuft man Gefahr, Berichte Einzelner zur generellen Wahrheit zu erklären. Möglicherweise kennen Sie tatsächlich jemanden persönlich, bei dem sich eine allergische Erkrankung im Anschluss an eine Schutzimpfung entwickelt hat. Wahrscheinlicher ist allerdings, dass Sie lediglich von einer solchen Begebenheit gehört haben.

Doch Vorsicht! Zwei Ereignisse können auch ohne ursächliche Verbindung zusammenfallen – wie bei den Störchen und den Kindern: Die Zahl der Störche ist gesunken, und die Geburtenrate ebenfalls. Sie halten das sicher nicht ernsthaft für den Beweis, dass die Kinder durch den Storch gebracht werden. Bei diesem Beispiel lächeln Sie vermutlich, aber sein Prinzip ist gut auf den Zusammenhang zwischen Impfen und Allergien übertragbar. Denn Fakt ist, dass auch die neuesten wissenschaftlichen Untersuchungen mit hoher methodischer Qualität keinen Zusammenhang zwischen Impfen und Allergien belegen können: Schutzimpfungen wirken sich weder positiv noch negativ auf die Allergieentwicklung aus!

Doch unabhängig davon gibt es viele Gründe, sein Kind impfen zu lassen: Impfungen gehören zu den wichtigsten vorbeugenden und zu den wirksamsten Maßnahmen im Gesundheitssystem. Sie bewirken, dass der Körper funktionsfähige Antikörper bildet. Geimpfte sind damit weitgehend geschützt vor der entsprechenden Krankheit. Eines der unmittelbaren Ziele von Impfungen ist die Stärkung des natürlichen Abwehrsystems des Geimpften gegenüber eindringenden Erregern und damit die Verhinderung einer Erkrankung.

Für Interessierte bietet das Robert Koch-Institut eine gute Information zum Nutzen und Risiko von Impfungen: www.rki.de oder http://www.rki.de/cln_091/nn_205772/DE/Content/Infekt/Impfen

Impfungen gehören zu den häufigsten medizinischen Maßnahmen, aber sie unterscheiden sich in vielerlei Hinsicht von anderen ärztlichen Eingriffen. Zum einen zielen sie nicht nur auf den Nutzen des Einzelnen, sondern auch auf den Schutz der ganzen Bevölkerung. Wenn Sie sich gegen eine Impfung Ihres Kindes aussprechen, hat das nicht nur Folgen für Ihr Kind!

Nur wenn sich alle impfen lassen, können einzelne Krankheitserreger erst regional und schließlich weltweit ausgerottet werden. So ist beispielsweise die vollständige Beseitigung der Masern und der Poliomyelitis (Kinderlähmung) das erklärte Ziel nationaler und internationaler Gesundheitspolitik. Die Verwirklichung solcher Vorhaben ist allerdings abhängig davon, ob wirklich alle an den Impfungen teilnehmen.

Es gibt einen weiteren wichtigen Unterschied zu anderen medizinischen Maßnahmen: Impfungen werden bei Gesunden durchgeführt. Die Folge ist eine – gewünschte!! – Abwehrreaktion des Immunsystems. Bei den meisten Geimpften verläuft diese Abwehrreaktion ohne oder mit nur leichten Krankheitssymptomen wie zum Beispiel Hautrötungen an der Impfstelle. Mitunter können aber auch Fieber, Unwohlsein oder starkere Beschwerden auftreten. Da die meisten Schutzimpfungen im frühen Kindesalter vorgenommen werden, stellt sich für die Eltern häufig die Frage, ob man den Kleinen mit der Impfspritze nicht mehr schade als nutze. Ob Impfungen gefährlich sind? Oder sogar überflüssig? Sehr kritische Eltern sehen hinter den Impfempfehlungen sogar ausschließlich die Profitinteressen der Pharmaindustrie.

Auf jeden Fall sind Schutzimpfungen freiwillig! Sie haben als Eltern das Recht, sich dagegen zu entscheiden. Doch jede Entscheidung braucht eine gute Grundlage. Wägen Sie Nutzen und Risiko ehrlich gegeneinander ab und setzen Sie sich kritisch mit der Sachlage auseinander, bevor Sie sich dafür oder dagegen entscheiden.

Das Immunsystem muss sich nach einer Impfung durch aktive Beteiligung mit dem jeweiligen Erreger befassen. Es trainiert also für den Ernstfall. Die Befürchtungen, dass Impfungen das Immunsystem nicht nur stärken, sondern auch schwächen könnten, beruhen durchaus auf rationalen Annahmen.

Doch im Hinblick auf besonders gefährliche Erreger – und um die geht es bei den gängigen Schutzimpfungen – steht das Risiko einer vorübergehenden leichten Erkrankung in keinem Verhältnis zu dem Krankheitsverlauf, der bei einer ungewollten Infektion eintreten würde, wenn Ihr Kind nicht geimpft ist. Beispielsweise produzieren die Erreger des Wundstarrkrampfes ein Gift, gegen das es keine Medikamente gibt. Nur durch eine Impfung kann vorgebeugt werden. Andere Krankheiten sind in ihren Auswirkungen so gefährlich, dass jede Schutzmaßnahme recht sein sollte: Diphterie oder Polio sind hier besonders zu nennen.

Werden die Impfungen sachgerecht durchgeführt, baut der Körper Antikörper auf und ist bei erneutem Kontakt »immun«. Man spricht von einer sogenannten Grundimmunisierung bei Säuglingen und Kleinkindern, die frühzeitig begonnen werden sollte. Nur so können die verschiedenen Impfungen zeitgerecht abgeschlossen werden, bevor der Körper mit den potenziellen Krankheitserregern in Berührung kommt. Nach der Grundimmunisierung sollte der Impfschutz durch regelmäßige Auffrischimpfungen bis zum Lebensende sichergestellt und eventuell gegen hinzukommende Infektionskrankheiten erweitert werden.

Aber schauen wir uns das der Reihe nach für die einzelnen Impfstoffe an und urteilen dann:

In Deutschland wurden im Jahr 2005 rund 44 Millionen Impfstoffdosen verkauft. Etwa die Hälfte davon entfiel auf die jährliche Grippeschutzimpfung, ein weiterer großer Anteil auf die Impfungen bei Kindern. Im Jahr 2005 waren mehr als 90 Prozent der Schulanfänger gegen Diphtherie, Tetanus, Keuchhusten, Kinderlähmung, das Bakterium Haemophilus influenzae sowie mindestens einmal gegen Masern geimpft. Rund 85 Prozent hatten auch die seit Mitte der 1990er-Jahre für Säuglinge empfohlene Vakzine gegen Hepatitis B erhalten.

Für alle genannten Impfungen konnte – auch mit großen Fallzahlen – der Nachweis erbracht werden, dass kein Zusammenhang zwischen dem Impfen und dem Auftreten eines Heuschnupfens, eines Asthmas oder eines Ekzems besteht. Im Gegenteil: In einigen Studien gibt es sogar Hinweise, dass Impfungen einen schützenden Effekt auf die Ausbildung einer allergischen Erkrankung zu haben scheinen (Möhrenschläger et al. 2007). In der großen KOALA-Studie zeigt sich bei über 2.700 Kindern keine Verknüpfung zwischen vollständig geimpften Kindern (Diphterie, Keuchhusten, Polio, Tetanus und Hämophilus Influenza Typ B) im Vergleich zu nicht oder nicht vollständig geimpften Kindern und der Entwicklung eines Ekzems (Kummeling et al. 2007).

Viele der Krankheiten, gegen die heute geimpft wird, kennen wir in ihren Beschwerden und ernsthaften Folgen gar nicht mehr. Von daher fällt es jungen Eltern oft schwer zu entscheiden, welche Impfung denn nun die richtige und wichtige für ihr Kind ist.

Ständige Impfkommision (STIKO)

Um in dieser Frage Licht am Ende des Tunnels zu sehen, hat das damalige Bundesgesundheitsamt 1972 die STIKO (Ständige Impfkommission) eingerichtet. Diese Kommission prüft, bewertet und gibt dann auf Grundlage verschiedener Daten Impfempfehlungen, die seit 2001 auch im Infektionsschutzgesetz gesetzlich verankert sind. Die Empfehlungen beinhalten unter anderem den Impfkalender (Standardimpfungen) für Säuglinge, Kinder, Jugendliche und Erwachsene, Tabellen mit Indikations- und Auffrischimpfungen sowie andere Maßnahmen der spezifischen Prophylaxe. Sämtliche Maßnahmen haben zum Ziel, übertragbare und/oder schwere Krankheiten beim Menschen zu reduzieren und zu verhindern. Außerdem entwickelt die STIKO Kriterien zur Abgrenzung einer üblichen Impfreaktion und einer über das übliche Ausmaß einer Impfreaktion hinausgehenden gesundheitlichen Schädigung.

Die für jeweils drei Jahre berufenen Mitglieder sind Experten aus unterschiedlichen Disziplinen der Wissenschaft und Forschung, aus dem Bereich des öffentlichen Gesundheitsdienstes und der niedergelassenen Ärzteschaft.

Eine relativ neue Empfehlung der STIKO ist die Impfung gegen Windpocken (Varizellen). Bislang war die Windpockenimpfung eine Indikationsimpfung, die nur für spezielle Risikogruppen oder deren Kontaktpersonen empfohlen wurde. Ein Lebendimpfstoff ist seit Jahrzehnten verfügbar. Seine Wirksamkeit zur Verhinderung schwerer Verläufe liegt bei rund 95 Prozent. Windpocken waren zuletzt mit circa 700.000 Fällen pro Jahr die häufigste Erkrankung in Deutschland, die durch eine Impfung hätte verhindert werden können. Die Komplikationsrate von Windpocken lag zwei Studien in Deutschland zufolge bei 5,7 Prozent der Erkrankten. In der Mehrzahl der Fälle wurden Atemwegserkrankungen (Lungenentzündung) oder auch Störungen im Bereich des Nervensystems genannt. Die Zahl der varizellenbedingten Todesfälle liegt in Deutschland zwischen 5 und 20 Personen jährlich.

Übrigens: In den USA ist die Impfung aller Kinder gegen Windpocken seit 1996 empfohlen. Die in den Vereinigten Staaten gesammelten Erfahrungen zeigen, dass gegen Windpocken geimpfte Personen einem geringeren Risiko unterliegen, später an Zoster (Gürtelrose) zu erkranken und dass dieser durch das Virus ausgelöste schmerzhafte Hautausschlag meist leichter verläuft. Die Sicherheit dieser Impfung ist hoch, und aus gesundheitsökonomischer Sicht ist die Maßnahme kosteneffektiv.

Es sprechen also viele Argumente dafür, eine Impfung gegen Windpocken als Standardimpfung aufzunehmen.

Und so empfiehlt denn die STIKO

- eine Dosis vor Vollendung des 13. Lebensjahres,

- bei Ungeimpften: zwei Dosen im Abstand von mindestens sechs Wochen ab 13 Jahren. Die von der STIKO empfohlene Nachholimpfung (Catch-up) für Kinder im Alter von 9 bis 17 Jahren ist weiterhin geboten, denn mit dem Lebensalter steigt auch die Häufigkeit und Schwere einer Windpockeninfektion an.

Dass Impfungen im Einzelfall auch unangenehme Konsequenzen haben können, sollte im Verhältnis zu dem Schutz, den Impfungen für die Gesamtheit der Bevölkerung leisten, gesehen werden.

Sicher ist, dass Erwachsene, die sich Kinderkrankheiten zuziehen, weil sie als Kinder nicht geimpft wurden, mit deutlich schwereren Reaktionen und Beschwerden rechnen müssen. Kinderkrankheiten heißen nicht zufällig so, sondern die Erreger sollten bereits in der Kindheit mit dem Immunsystem in Kontakt kommen, damit ein langfristiger Schutz aufgebaut wird. Dank der heute möglichen und sicheren Impfungen ist dieser Kontakt heute nicht mehr mit dramatischen Krankheitsfolgen verknüpft, sondern geht in der Regel komplikationslos vonstatten.

Die Gesamtheit der vorliegenden wissenschaftlichen Untersuchungen zeigen weder einen vorbeugenden noch einen risikobehafteten Zusammenhang zwischen Impfen und einer möglichen Allergieentwicklung. Aus diesem Grund wurden die Impfempfehlungen der STIKO, die dem Schutz der Gesamtbevölkerung dienen, im Rahmen der Allergiepräventionsleitlinie mit aufgenommen:

Impfungen: Es gibt keine Belege, dass Impfungen das Allergierisiko erhöhen, aber Hinweise, dass Impfungen das Allergierisiko senken können. Es wird empfohlen, dass alle Kinder, auch Risikokinder, nach den STIKO-Empfehlungen geimpft werden. (Empfehlungsklasse A)

Rauchen: Eindeutiger geht es nicht! Aufhören und Schluss!

Wenn es etwas gibt, das wirklich allergiepräventiv wirkt, dann ist es, mit dem Rauchen aufzuhören. Es ist sicher nicht sehr leserfreundlich, so eindeutig Stellung zu nehmen, aber an der wissenschaftlichen Datenlage ist nicht zu rütteln!

Vielmehr ist es schon fast tragisch, dass dieses Wissen nicht ausreichend transportiert und von so vielen Menschen nicht gelebt wird. Aktives und passives Rauchen: Beides ist immer mit einem deutlich erhöhten Risiko für die Entwicklung einer allergischen Atemwegserkrankung verbunden. Die Belege sind überwältigend! Und dies gilt gleichermaßen für Kinder wie für Erwachsene!

Doch diese Tatsachen zählen für die Tagespresse nicht! Welche fadenscheinigen Argumente sind benutzt worden, um das Rauchverbot vom 30. Juli 2008 wieder zu kippen? Fehlende Umsätze, ein Verlust von »Flair« und »Atmosphäre« sowie ein Ausgrenzen der armen Raucher, die sogar im Winter auf der Straße rauchen müssen. Sind das wirklich Argumente, wenn es um die Gesundheit – vor allem um die Gesundheit unserer Kinder geht? Gut, Kinder gehören nicht in die Eckkneipe – aber sie sind ja auch nicht die einzigen Leidtragenden.

Damit wir uns richtig verstehen: Es geht hier nicht um den Schaden, den der Raucher sich selbst zufügt, sondern um den Schaden, den er wissentlich seinem Umfeld beibringt. Wenn wir über Vorbeugung und das Verhindern von Allergien sprechen, dann sollten wir es beim Rauchen sehr streng mit der sprichwörtlichen Weisheit zum Thema Freiheit halten: Die persönliche Freiheit des Einzelnen ist so lange zu wahren, so lange sie keinen anderen Menschen beeinträchtigt. Auf das Rauchen besteht kein Anrecht. Und für unsere Kinder tragen wir als Eltern eine große Verantwortung!

10.1 Wussten Sie schon?

Tabak ist neben Alkohol das am weitesten verbreitete Suchtmittel … und es ist das größte vermeidbare Gesundheitsrisiko! Die Bundeszentrale für gesundheitliche Aufklärung veröffentlichte jüngst, dass in Deutschland jährlich 110.000 bis 140.000 Menschen an den Folgen ihres Tabakkonsums sterben, das sind etwa 300 bis 400 Menschen täglich.

Es gibt fast kein menschliches Organ, das nicht durch das Rauchen angegriffen wird und Schaden nimmt. Rauchen bedingt die häufigste chronische Atemwegserkrankung. In Deutschland rauchen 46 Prozent der Männer, 39 Prozent der Frauen und bereits jeder zweite Jugendliche unter 17 Jahren. Das durchschnittliche Einstiegsalter liegt bei 13 Jahren! Täglich werden in Deutschland rund 263 Millionen Zigaretten durch die Lunge gezogen. Besonders alarmierend: Bei jungen Raucherinnen ist eine deutliche Zunahme zu verzeichnen. Das sind genau jene Frauen, die häufiger einen Kinderwunsch haben und damit auch ihrem Ungeborenen Schaden zufügen.

Und noch eines wird aus diesen Zahlen deutlich: Nichtrauchern ist es schon fast unmöglich, dem blauen Dunst zu entfliehen …

Neben den Lungenerkrankungen (COPD) sind Tumorerkrankungen, vor allem Lungenkrebs (90 Prozent der an dieser Krebsart Erkrankten sind Raucher) sowie Kehlkopfkrebs (besonders in Verbindung mit Alkohol) und andere Tumorarten zu nennen. Gefäßerkrankungen wie die Arteriosklerose, das heißt die Verkalkung der Gefäße, aber auch koronare Herzerkrankungen (KHK), also Einengungen der Herzkranzgefäße mit Brustschmerz und Herzinfarkt infolge, Zerebralsklerose (Einengungen der Gefäße im Gehirn) und die periphere arterielle Verschlusskrankheit (Durchblutungsstörungen in den Beinen) gehören zu den sogenannten »tabakassoziierten« Erkrankungen: erschreckende Daten.

Der Drogen- und Suchtbericht 2009 stellt alarmierende Daten fest: Raucherinnen und Raucher verlieren durch den regelmäßigen Tabakkonsum durchschnittlich zehn Lebensjahre. Der Report des Deutschen Krebsforschungszentrums (DKFZ) anlässlich der Jahrestagung der Drogenbeauftragten der Bundesregierung verdeutlicht, dass Frauen empfindlicher auf die Schadstoffbelastungen durch Rauchen und Passivrauchen reagieren als Männer. Rauchende Frauen haben nicht nur ein höheres Risiko für Herz-Kreislauf-Erkrankungen, chronisch-obstruktive Lungenerkrankungen und Osteoporose, Rauchen beeinflusst auch den Menstruationszyklus und die Fruchtbarkeit. Rauchen in der Schwangerschaft erhöht das Risiko für Gesundheitsschäden bereits bei Ungeborenen deutlich. Kinder rauchender Mütter und Väter leiden vermehrt an Atemwegserkrankungen, Asthma und Mittelohrentzündungen.

Im Zigarettenrauch sind viele Tausend unterschiedliche Stoffe enthalten. Dabei ist nicht nur eine große Zahl einzelner Substanzen für sich allein schon gefährlich, sondern es kommt auch noch zu unterschiedlichsten Wechselwirkungen der Stoffe. Nikotin ist der eigentlich süchtig machende Stoff. Neben Nikotin sind im Zigarettenrauch unter anderem Teer, Kohlenmonoxid, basische Ammoniumsalze als Suchtverstärker und viele krebserregende Stoffe wie zum Beispiel Formaldehyd, polyaromatische Kohlenwasserstoffe, Nitrosamine, Cyanid, Benzol und Schwermetalle wie Arsen und Cadmium enthalten. Erinnern Sie sich noch an das Kapitel über die Innenraumschadstoffe?

Tabakrauch enthält eine ganze Reihe von Reizstoffen, die die Abwehrmechanismen der Bronchien aktivieren – sie verkrampfen sich, was häufig bei entsprechend disponierten Patienten zu einem Asthmaanfall führen kann. Überdies erhöht Rauchen bei allen das Krebsrisiko (Deutsches Krebsforschungszentrum 2008 b).

Rauchen – sowohl das aktive als auch das passive Rauchen – erhöht den Kohlenmonoxidspiegel im Körper und verringert so die Sauerstoffmenge, die über den Kreislauf zu unseren verschiedenen Körperzellen gelangen kann. Es lässt sich denken, dass diese Sauerstoffknappheit für alle, aber besonders für die empfindsamen Organismen wie Säuglinge und Kleinkinder, besonders schwerwiegende Spuren hinterlassen kann.

Und somit liegt es auf der Hand, dass eigentlich jeder alles daransetzen sollte, um als Nichtraucher dem blauen Dunst auszuweichen oder als Raucher das Rauchen aufzugeben. Und wenn Sie jetzt denken, dass Sie dieses Thema eigentlich nichts angeht, weil Sie zu den Nichtrauchern gehören, dann – ja dann – weit gefehlt!

10.2 Passivrauchen ist eine Gesundheitsgefährdung

Auch das passive Rauchen, also das Einatmen des Rauchs der Zigaretten anderer, führt zu messbaren Schädigungen! Zwar abgeschwächt, aber deutlich vorhanden! Grundlage für den von der Bundesregierung 2006 ins Leben gerufenen bundesweiten umfassenden Nichtraucherschutz war diese Erkenntnis: Tabakrauch in Innenräumen ist keine Belästigung, sondern eine Gesundheitsgefährdung mit möglicher Todesfolge.

Die aktuellen Zahlen des Deutschen Krebsforschungszentrums (2008) weisen aus, dass über 170.000 Neugeborene jährlich bereits im Mutterleib den Schadstoffen des Tabakrauchs ausgesetzt werden. Schätzungsweise mehr als acht Millionen Kinder und Jugendliche unter 18 Jahren leben in einem Haushalt mit mindestens einem Raucher. In der erwachsenen Bevölkerung werden mehr als 35 Millionen Nichtraucher zu Hause, am Arbeitsplatz oder in ihrer Freizeit mit den Schadstoffen des Passivrauchs belastet.

Allein am Arbeitsplatz sind heute noch immer etwa 8,5 Millionen Nichtraucher dem Passivrauch ausgesetzt. Und das, obwohl auch die Deutsche Forschungsgemeinschaft zur Prüfung gesundheitsschädlicher Arbeitsstoffe am Arbeitsplatz bereits 1985 das Passivrauchen in seiner Liste zur Beurteilung möglicher Gefahren im Beruf als eindeutig krebserregend bezeichnet hatte!

Wo bleibt dabei das grundgesetzlich garantierte Recht auf körperliche Unversehrtheit? Passivrauch enthält die gleichen giftigen Substanzen wie der aktiv eingeatmete Tabakrauch. Zur freundlichen Erinnerung: Blausäure, Ammoniak und Kohlenmonoxid, aber auch eine Vielzahl krebserregender Stoffe wie polyzyklische aromatische Kohlenwasserstoffe, N-Nitrosamine, aromatische Amine, Benzol, Vinylchlorid, Arsen, Cadmium, Chrom und das radioaktive Isotop Polonium 210. Zudem können für die im Passivrauch enthaltenen krebserregenden Substanzen keine Dosis-Schwellenwerte festgestellt werden, unterhalb derer keine Gesundheitsgefährdung zu erwarten wäre. Das bedeutet: Auch kleinste Belastungen können zur Entwicklung von Tumoren beitragen. Angesicht dieser Fakten ist das Ausmaß der Tabakrauchbelastung in Deutschland vollkommen inakzeptabel – auch im Hinblick auf das Thema Allergieprävention. Alle Ergebnisse hierzu in der Literatur sind von hervorragender Qualität, übereinstimmend und schlüssig! Rauchen: aufhören und Schluss!!

10.3   Rauchen in der Schwangerschaft?

Rauchen in der Schwangerschaft kann eine lebenslange Schädigung des Kindes bedeuten! Wenn Sie zurückdenken an das Kapitel 4, also an die Einflüsse, die während der Schwangerschaft für Ihr Kind entscheidend und lebenslang richtungsweisend sind, dann sollte uns auch dieses Wissen um die Wirkung des Rauchens achtsamer werden lassen!

Bei der Überprüfung der Zusammenhänge kam den Ergebnissen einer finnischen Studie aus dem Jahr 2004 mit fast 60.000 Neugeborenen aufgrund ihrer großen Fallzahl eine besondere Bedeutung zu (Jaakkola 2004). Man bewies, dass das Rauchen von weniger als zehn Zigaretten pro Tag während der Schwangerschaft im Vergleich zu Nichtraucherinnen zu einem deutlich erhöhten Risiko von Asthma für Kinder im Alter von sieben Jahren führt!

Man bedenke: Schon bei Ungeborenen und Neugeborenen von Raucherinnen finden sich Abbauprodukte des Rauchs im allerersten Urin, der noch vor der Geburt gebildet wird. Und natürlich lassen sich schädliche Abbauprodukte auch in der Muttermilch nachweisen, darunter auch das Nikotin. Ein starkes Suchtgift schon in den frühesten Lebensstunden. Wollen Sie Ihrem Kind das wirklich antun?

Das Argument, man sei nur eine »Gelegenheitsraucherin« zählt also nicht mehr! Wenn Ihnen Ihre und die Gesundheit Ihres Kindes am Herzen liegt, dann ist an folgender Forderung nicht mehr zu rütteln:

Exposition gegenüber Tabakrauch: Aktive und passive Exposition gegenüber Tabakrauch erhöht das Allergierisiko (insbesondere das Asthmarisiko) und ist zu vermeiden. Das gilt besonders während der Schwangerschaft. (Empfehlungsklasse A)

Und so schnell kann es besser werden!

Nach 20 Minuten Verbesserung der Durchblutung

Nach acht Stunden verbesserter Sauerstofftransport

Nach zwei Tagen verbesserter Geruchs- und Geschmackssinn

Nach drei Monaten verbesserte Lungenfunktion

Nach einem Jahr sinkt das Risiko einer Herzkranzgefäßerkrankung um 50 Prozent

Nach zehn Jahren ist das Risiko, an Krebs zu erkranken, fast so niedrig wie bei einem Nichtraucher

Nach 15 Jahren hat sich der menschliche Organismus erholt und ist auf dem Stand eines Nichtrauchers

Es ist nie zu spät, mit dem Rauchen aufzuhören!

Leitlinie Allergie-prävention 2009: Das sagen die Experten

Prof. Torsten Schäfer und Dr. Cathleen Muche-Borowski

Wie schon gehört, haben allergische Erkrankungen in den letzten Jahrzehnten dramatisch zugenommen. Da die therapeutischen Möglichkeiten eingeschränkt sind, kommt der Prävention eine entscheidende Bedeutung zu, wenn man dem ansteigenden Trend wirkungsvoll begegnen will. Bei der Entwicklung einheitlicher Positionen wurde klar, dass viele der kursierenden Empfehlungen nicht dem wissenschaftlichen Kenntnisstand entsprachen. Vor diesem Hintergrund wurde mit Unterstützung des Bundesministeriums für Gesundheit und Soziale Sicherung das Aktionsbündnis Allergieprävention (abap) ins Leben gerufen. Die Mitglieder des Aktionsbündnisses repräsentierten unterschiedliche Bereiche und Institutionen, zum Beispiel allergierelevante Fach- und Berufsverbände, Selbsthilfeorganisationen, Spitzenverbände der Ärzte und Krankenkassen, öffentliches Gesundheitswesen, Forschung und Wissenschaft sowie die Gesundheitspolitik. Die Aufgaben und Ziele des abap waren sehr vielfältig. Neben dem Ausbau bestehender Kooperationen und der Förderung von Diskussionen und Wissensaustausch wurde in der Arbeitsgruppe Bevölkerung und Familie das Projekt zur Erstellung einer Leitlinie »Allergieprävention« auf Grundlage des neuesten wissenschaftlichen Kenntnisstandes (evidenzbasiert) formuliert. Für die 2004 verabschiedeten Empfehlungen wurde die Literatur zum Teil bis 1966 zurückverfolgt.

Einbezogen wurden insgesamt 323 wissenschaftliche Untersuchungen der letzten 25 Jahre, die die Möglichkeiten boten, Präventionsempfehlungen abzuleiten. Die Leitlinie spiegelte erstmals nicht vorrangig die Meinungen von Experten wider, sondern wurde auf Basis der wissenschaftlichen Beweislage erarbeitet und in einem formalen Konsensusverfahren abgestimmt.

Da wissenschaftliche Erkenntnisse einem ständigen Wandel unterliegen, hatten die 2004 erarbeiteten und verabschiedeten Empfehlungen zur Allergieprävention vorerst eine Gültigkeit von fünf Jahren. Die Aktualisierung der Leitlinie im Jahr 2009 bot die Möglichkeit, den neuesten Wissensstand einzubeziehen. So zeigte sich in der Überarbeitung, dass es in einigen Bereichen zum Teil einschneidende Veränderungen gegeben hatte. In der überarbeiteten Version konnte nahtlos an die ursprüngliche Literaturrecherche – nun bis zum Jahr 2008 – angeknüpft werden. Die Veröffentlichungen wurden nach inhaltlichen Kriterien ausgewählt.

Die insgesamt 217 jetzt einbezogenen Arbeiten wurden erfasst und bewertet. Auf Basis dieser Faktenlage wurden für die jeweiligen Themengebiete, zum Beispiel Ernährung, Haustierhaltung, Rauchverhalten und andere, Empfehlungen formuliert und mit den Vertretern verschiedener Fachgesellschaften und Organisationen diskutiert und formal konsentiert. Eine Zusammenfassung der Empfehlungen finden Sie im Algorithmus auf der nächsten Seite.

Primärprävention von Asthma, Heuschnupfen und Neurodermitis – wie kann ich vorbeugen?

Aktuelle Leitlinie (Nr. 061/016) unter: www.leitlinien.net

NEIN familiäre Vorbelastung **JA**

(Besteht, wenn mindestens ein Elternteil und/oder ein Geschwisterkind
Asthma, Heuschnupfen oder Neurodermitis haben)

Kein Risikokind **Risikokind**

Ausschließliches Stillen in den ersten 4 Lebensmonaten

falls nicht möglich

Normale Säuglingsnahrung **Hypoallergene (HA) Nahrung**

(partiell oder extensiv hydrolysiert,
keine soja-basierte Säuglingsnahrung)

Keine Beikost vor dem vollendeten vierten Lebensmonat

**Beachten einer ausgewogenen und nährstoffdeckenden
Ernährung in Schwangerschaft/Stillzeit und im ersten Lebensjahr**

**Fisch wird in Schwangerschaft/Stillzeit
und im Rahmen der Beikost empfohlen**

Vermeidung von Übergewicht

**Es gibt keine allgemeine (restriktive) Diät
für Mutter und Kind zur Allergieprävention**

**Keine Einschränkungen bei
der Haustierhaltung** **Keine Anschaffung von
felltragenden Tieren,
Vermeidung der Katzenhaltung**

Vermeidung eines schimmelpilzfördernden Innenraumklimas
(Leitfaden Umweltbundesamt)

**Vermeidung der Aktiv- und Passivtabakrauchexposition
(besonders in der Schwangerschaft)**

**Minimierung der Exposition gegenüber Luftschadstoffen
des Innen- und Außenraumes**

Impfung nach STIKO-Empfehlungen

Verantwortliche und Ansprechpartner:
Prof. Dr. med. Torsten Schäfer, MPH, e-mail: Torsten.Schaefer4@gmx.de
Dr. Cathleen Muche-Borowski, MPH, e-mail: Cathleen.Borowski@gmx.de

Unter Beteiligung von: Dt. Ges. für Allergologie und Klin. Immunologie (DGAKI e.V.), Dt. Ges. für Kinder und Jugendmedizin (DGKJ e.V.), Dt. Ges. fi Hals-Nasen-Ohren-Heilkunde, Kopf- und Hals-Chirurgie (DGHNOKHC e.V.), Deutscher Allergie- und Asthmabund (DAAB e.V.), Deutsche Dermatologisch Gesellschaft (DDG e.V.), Arbeitsgemeinschaft Dermatologische Prävention (ADP e.V.), Arbeitskreis Diätetik in der Allergologie, Berufsverband der Ki der- und Jugendärzte (BVKJ e.V.), Berufsverband der HNO Ärzte e.V., Ges. für Pädiatrische Allergologie und Umweltmed. (GPA e.V.), Kinderumwelt Gmb Präventions- und Inf. Allergie/Asthma (PINA e.V.), Schwelmer Modell GmbH, Zentrum Allergie und Umwelt

Lassen Sie uns noch einige Worte zu den einzelnen Themen-bereichen verlieren.

- Die Empfehlungen zum Stillen, zur Haustierhaltung, zum Thema Schimmel und Feuchtigkeit sowie zum Rauchverhalten konnten durch die aktuellen Studien weiter gestützt werden.

- Eine Stilldauer von mindestens vier Monaten wird durch die aktuelle Datenlage bestätigt, da im Vergleich zu kürzeren Stillzeiten sich das Erkrankungsrisiko insbesondere von Asthma und Ekzem um 20 Prozent bis 40 Prozent reduziert.

- Sind Kinder Tabakrauch ausgesetzt, zeigt sich eine 30-prozentige Risikoerhöhung für die Entwicklung von Asthma.

- Zahlreiche Studien belegen einen präventiven Effekt durch Fischkonsum in der mütterlichen und kindlichen Ernährung. Diese Beobachtung wurde neu in die Empfehlungen aufgenommen und stellt eine grundsätzliche Veränderung gegenüber der bislang geübten Praxis dar.

- Bei den Säuglingsnahrungen muss beachtet werden, dass die in den Studien getesteten Muttermilchersatznahrungen auf dem deutschen Markt zum Teil nicht mehr erhältlich sind. Für Säuglingsnahrungen auf Sojabasis fehlt nicht nur der Hinweis auf einen präventiven Effekt, es gibt auch aufgrund der enthaltenen Phytoöstrogene und der Allergenität gesundheitliche Bedenken.

- Bei der Beikosteinführung zeigt die aktuelle deutsche Literatur tatsächlich keinen Effekt einer verzögerten Beikosteinführung mehr.

- Aufgrund der aktuellen Datenlage werden weder für die Mutter noch für das Kind diätetische Restriktionen empfohlen.

- Neu sind auch die Empfehlungen, die Belastung mit Luftschadstoffen im Innen- und Außenraum möglichst gering zu halten.

Die Allergieprävention betrifft vor allem das sehr frühe Lebensalter
und damit eine höchst sensible Phase. Die aktuellen Empfehlungen
geben die Chance, dass wissenschaftlich unsinnige oder überholte
Ansätze guten Gewissens der Vergangenheit angehören können.
Zudem lassen sie sich deutlich leichter im Alltag umsetzen als frü-
here Strategien.

Mit dem vorliegenden Buch werden Ihnen Hintergründe und das
aktuelle Wissen zum Thema Allergieprävention anspruchsvoll und
gleichzeitig gut verständlich vermittelt. Auf dieser Basis wird es
Ihnen leicht fallen, die Gelassenheit zu finden, sich als werdende
oder »frisch gebackene« Eltern ganz auf Ihr Elternsein und Ihren
Nachwuchs zu konzentrieren und diese spannende Zeit zu genießen.

Die ausführliche Leitlinienkommentare finden Sie als Zusammenfassung zu folgenden Themen:

Ein gewagter Blick auf die nächsten Jahre!

Im Laufe weniger Jahrzehnte haben sich die Ansätze zur Allergieprävention radikal verändert. Wir haben eine Kehrtwendung von umfangreicher Meidung hin zu einer gelassenen Auseinandersetzung vollzogen. Wie wird es weitergehen? Werden sich die Empfehlungen noch einmal so entscheidend verändern? Ist alles das, was Sie jetzt gelesen und an Erkenntnissen gespeichert haben, morgen schon wieder »out«?

Aus heutiger Sicht ist eine Weiterentwicklung des Konfrontationsgedankens am wahrscheinlichsten. Die Forschung beschäftigt sich aktuell schon mit der Frage, was wir tun können, um das junge Immunsystem so zu trainieren, dass es gar nicht auf die Idee kommt, Allergien zu entwickeln. Von einigen führenden Wissenschaftlern wird konsequenterweise bereits gefordert: gezielte Konfrontation, vor allem mit den besonders potenten Nahrungsmittelallergenen.

Vielleicht müssen wir das kleinkindliche Abwehrsystem aber auch immer nur in Aktion halten. Dahinter steht die Annahme, dass das Immunsystem in früher Kindheit Eindringlinge benötigt, damit es richtig ausreifen kann. In diesem Zusammenhang beschäftigen sich Wissenschaftler mit dem gezielten Einsatz von Würmern, also von Darmparasiten.

Ob und welche der beiden Strategien sich langfristig durchsetzen wird – oder gar beide – ist zum jetzigen Zeitpunkt unklar. Wenn Ihr wissenschaftliches Interesse noch nicht gestillt ist, macht es Ihnen sicher Spaß, in die »Zukunftsmusik« einmal »hineinzulauschen«.

12.1 Beikost als gezielte Konfrontation?

Bisher wurde kein Versuch unternommen, den idealen Zeitpunkt für die Einführung der Beikost festzulegen. Man ging davon aus, dass die Empfehlung, sechs Monate ausschließlich zu stillen, der gesamten Entwicklung des Kindes einschließlich der Allergievorbeugung zugute kam. Für einige Lebensmittelgruppen hat sich nach Auswertung aktueller Daten gezeigt, dass sich eine zu späte Beikost negativ auswirken kann. Diesen Ansatz kann man durchaus weiterentwickeln: Es lässt sich vermuten, dass es einen besonders günstigen Zeitpunkt gibt, bestimmte Nahrungsmittel einzuführen. Bei dieser Annahme geht man davon aus, dass es für die Ausbildung einer immunologischen Toleranz sinnvoll ist, die Konfrontation mit wichtigen Nahrungsmittelallergenen in einem ganz bestimmten Zeitraum sicherzustellen. Dann hieße es nicht mehr: »Beikost nach dem vollendeten vierten Lebensmonat ist kein Problem.« Nein, die Empfehlung würde dann lauten: »Potente Nahrungsmittelallergene wie Milch, Ei, Weizen, Soja und andere sollten gezielt in einem Zeitraum von Monat x bis Monat y eingeführt werden.«

Wie kommen Wissenschaftler darauf, solche Mutmaßungen anzustellen? Um diese Frage beantworten zu können, werden wir – wie versprochen – noch einmal das Thema Gluten aufgreifen. Wieso Gluten, werden Sie fragen. Stand nicht in Kapitel 3, dass Gluten gar kein Allergen ist, sondern der Auslöser für eine Zöliakie? Sie haben Recht! Allergien und Zöliakie sind zwei vollkommen unterschiedliche Krankheitsbilder. Und doch gibt es Parallelen: Auch Gluten wurde jahrelang vorbeugend im ersten Lebensjahr gemieden, um eine Zöliakie zu verhindern. Heute stellt man jedoch fest, dass auch diese Strategie änderungsbedürftig ist. Aber der Reihe nach. Fangen wir mal von vorne an:

Exkurs Gluten

Mitte der 1980er-Jahre fiel in Schweden eine deutliche Zunahme der Zöliakieneuerkrankungen (eine Steigerung um das 3,5-fache im Vergleich zu den Vorjahren) bei Kleinkindern in den ersten beiden Lebensjahren auf. Man sprach bereits von einer »Zöliakieepidemie« in Schweden. Das brachte die Wissenschaftler auf den Plan. In ihren Untersuchungen fand sich ein statistisch klar nachweisbarer Zusammenhang zwischen »frühem Abstillen« sowie »rascher Umstellung auf Beikost« und dem Auftreten von Zöliakie.

Zur Erinnerung: Gluten ist ein Eiweißbestandteil aus heimischen Getreidesorten (Weizen, Roggen, Gerste), der bei entsprechend genetisch veranlagten Patienten dazu führt, dass der Verzehr von Gluten eine Schädigung der Dünndarmschleimhaut auslöst. Die Zöliakie tritt meist drei bis sechs Monate nach Beginn der Fütterung mit glutenhaltiger Nahrung auf. Unerkannt führt dies zu massiven Beschwerden. Dabei sind Gedeihstörungen, geringes Körpergewicht, Appetitlosigkeit und auffällige Blässe die häufigsten Symptome im Kleinkindalter. Dennoch erfolgt die Diagnose nicht immer sofort, sondern meist erst im Laufe der nächsten ein bis zwei Lebensjahre.

Nur durch eine lebenslange Karenz, also eine hundertprozentige Meidung dieses Eiweißbestandteils aus heimischen Getreidesorten kann die Krankheit geheilt oder zumindest therapiert werden.

In der Untersuchung von Fälth-Magnusson und Mitarbeitern (1996) stellte sich heraus, dass an Zöliakie erkrankte Kinder meist frühzeitig Vollkornbrei erhalten hatten und eher selten bei der Einführung dieser Nahrung noch gestillt worden waren. Und umgekehrt fand man, dass das Risiko für eine Zöliakie bei Kindern unter zwei Jahren deutlich vermindert war, wenn sie während und möglichst auch im Anschluss an die Getreidebreieinführung noch gestillt wurden.

Mit dieser Entdeckung sind wir wieder bei der Bedeutung der Muttermilch und ihrer Inhaltsstoffe im Sinne einer Barrierefunktion. Inwieweit die gleichzeitige Gabe von Muttermilch als Schutzmechanismus während der Gabe von glutenhaltigen Nahrungsmitteln dient, kann im Moment nur spekuliert werden. Die plausibelste Erklärung scheint derzeit zu sein, dass die IgA-Antikörper aus der Muttermilch dazu beitragen, dass es an der Darmschleimhaut nicht zu einer Abwehrreaktion gegenüber dem Gluten kommt.

Aber auch die Menge an verzehrtem Gluten war von Bedeutung: Bei großen Portionen stieg das Erkrankungsrisiko stärker an als bei der Einführung kleiner oder mittelgroßer Mengen.

Als Folge wurde 1982 in Schweden die offizielle Empfehlung, Gluten mit der Beikost schon im vierten Lebensmonat einzuführen, abgeändert. Die Vollstillempfehlung wurde – angelehnt an die WHO-Empfehlungen – auf sechs Monate ausgedehnt. Damit lagen die Schweden offenbar richtig. Denn Mitte der 1990er-Jahre verringerte sich die Anzahl an Zöliakieneuerkrankungen in der untersuchten Altersgruppe im Vergleich zu den 1980er-Jahren deutlich.

Und jetzt passierte etwas Ähnliches wie bei den Nahrungsmittelallergenen. Aus dem Wissen, dass eine zu frühe Einführung schadet, wurde der empfohlene Zeitraum für einen vorbeugenden Verzicht immer länger. Sechs Monate, acht Monate, zehn Monate … Vorsichtige Eltern trauten sich bald gar nicht mehr an glutenhaltige Nahrungsmittel heran.

Im Jahr 2005 wurden dann bahnbrechende Ergebnisse einer Langzeituntersuchung (von 1994 bis 2004) an mehr als 1.500 Kindern mit einem genetisch bedingten Risiko für Zöliakie veröffentlicht (Norris et al. 2005): Kinder, die in den ersten drei Lebensmonaten Lebensmittel mit Weizen, Gerste oder Roggen, also glutenhaltige Kost, erhielten, hatten ein fünffach höheres Risiko für die Entwicklung einer Zöliakie im Vergleich zu Kindern, die glutenhaltige Lebensmittel erstmals zwischen dem vierten und sechsten Lebensmonat bekamen. So weit nichts Neues, werden Sie sagen. Doch jetzt wird es spannend:

Auch Kinder, die frühestens mit dem siebten Monat erstmals Gluten bekamen, hatten ein leicht erhöhtes Risiko. Das »präventive Zeitfenster« lag offenbar zwischen dem vierten und dem sechsten Monat. Das war erheblich früher als bis dahin angenommen.

Nach derzeitigem Wissensstand sind folgende Maßnahmen zur Minimierung eines vorhandenen Zöliakierisikos sinnvoll (Guandalini 2007):

- gleichzeitiges Stillen bei Erstkontakt mit Gluten,

- Zeitpunkt des ersten Glutenkontakts bereits zwischen dem vierten und sechsten Lebensmonat,

- langsame Steigerung der anfangs sehr geringen Glutenmengen.

Um den günstigsten Zeitpunkt der Gluteneinführung zu bestimmen, wird derzeit eine groß angelegte europaweite Studie »Prevent CD« (übersetzt: Zöliakie verhindern) durchgeführt.

In Deutschland hinken die gängigen Empfehlungen des Dortmunder Forschungsinstituts für Kinderernährung den geschilderten Erkenntnissen hinterher. Den inzwischen bekannten Zusammenhängen ist immer noch nicht ausreichend Rechnung getragen worden. Denn gemäß den Empfehlungen des Instituts für das erste Lebensjahr werden glutenhaltige Lebensmittel frühestens ab dem sechsten Lebensmonat eingeführt (siehe auch Kapitel 4). Doch meist werden als Getreide nicht glutenhaltige Sorten, sondern Hafer oder Hirse aufgrund ihres vergleichsweise hohen Eisengehaltes empfohlen. Zudem ist keine schrittweise Einführung vorgesehen. Vielmehr wird vermittelt, es könne je nach Appetit des Kindes gleich die vorgesehene Menge von 20 Gramm Getreide gegeben werden. Dies muss aufgrund der vorliegenden wissenschaftlichen Erkenntnisse deutlich kritisiert werden.

Aber zurück zum »präventiven Zeitfenster«, womit wir dann auch wieder beim Thema Allergie-Vorbeugung gelandet wären. Vermutlich sind Säuglinge zwischen dem vierten und sechsten Monat herum besonders gut gewappnet, um sich auf ihre Umwelt einzustellen. Wissenschaftler aus Australien stellen heute bereits provokativ die Frage, ob hinsichtlich einer Toleranzentwicklung Zöliakie und Allergie nicht doch vergleichbar sind (Prescott et al. 2008).

Im Gegensatz zur Zöliakie kennen wir das »präventive Zeitfenster« bei Nahrungsmittelallergenen bisher allerdings nicht. Wir wissen auch nicht, ob es sinnvoll ist, anfangs lediglich kleine Mengen einzuführen und dann langsam zu steigern. Auch, ob parallel gestillt werden soll, ist momentan noch nicht beantwortet. Es wäre also zu früh, heute schon einen ganz konkreten »Ernährungsplan« aufzustellen. Doch in einigen Jahren, möglicherweise auch Jahrzehnten, werden wir Antworten auf diese Fragen geben können. Bis dahin bleibt die Empfehlung, die Beikost – egal, ob Risiko- oder Nichtrisikokind – nach dem vollendeten vierten Monat einzuführen. Dabei scheint es in Anlehnung an die Erkenntnisse auf dem Gebiet der Zöliakie durchaus plausibel zu sein, während der Beikosteinführung weiter zu stillen.

Unabhängig von diesen Ernährungsfragen gibt es aber auch andere Ansätze, Allergieprävention zu betreiben. Wissenschaftler sprechen von Immunmodulation, also dem gezielten Eingriff in die Abläufe der Immunabwehr.

12.2 Schutz durch Würmer?

Ursprünglich richteten sich IgE-Antikörper nicht gegen Allergene aus der Umwelt, sondern gegen ungewollte Darmbewohner (Parasiten). Tatsächlich zeigen Menschen, die Würmer haben oder hatten, auch weniger Antikörper gegenüber Umweltallergenen als nicht befallene Personen. An Versuchstieren konnte man sogar zeigen, dass Parasiten allergische Reaktionen unterdrücken. Einer der neuesten Erklärungsversuche für dieses Phänomen geht nun nicht mehr in Richtung »das Immunsystem in Aktion halten«. Es wird spekuliert, dass die Parasiten aktiv daran beteiligt sind, eine gewisse »Infrastruktur« zu fördern, die ihnen ein Leben im Wirt überhaupt ermöglicht. Abwehrmechanismen, die häufig auf Entzündungsreaktionen beruhen, würden das Überleben der Parasiten erschweren. Und so haben letztere Möglichkeiten gefunden, das menschliche Immunsystem so zu beeinflussen, dass entzündliche Veränderungen und damit auch krank machende Immunreaktionen im Rahmen allergischer Erkrankungen zurückgefahren werden. Diese neue Sicht auf die Wirkung von Parasiten wird durch Beobachtungen gestützt, die zeigen, dass sich auch andere entzündliche Erkrankungen (zum Beispiel chronisch entzündliche Darmerkrankungen) durch Infektionen mit Parasiten günstig beeinflussen lassen (Dittrich und Hamelmann 2009).

Bisher wird in der Forschung noch der Schwerpunkt auf Tierversuche gelegt; wissenschaftliche Untersuchungen an Menschen finden nur vereinzelt statt. Doch sobald die Sicherheit solcher Studien auch für Menschen vollkommen gewährleistet ist, verspricht der gezielte Einsatz von ehemals ungewollten Darmbewohnern eine neue, ernst zu nehmende Strategie im Rahmen der Allergieprävention.

Allergieprävention heute ist sehr viel einfacher geworden, als sie es noch vor einigen Jahren war. Aufgrund neuer wissenschaftlicher Erkenntnisse konnten viele alte Zöpfe abgeschnitten werden. Für die Zukunft gibt es aktuell die zwei beschriebenen spannenden und vielversprechenden Konzepte, an denen auf Hochtouren geforscht wird. Wir sind heute auf einem guten Weg, Allergien effektiv zu vermeiden. Die Richtung ist schon bekannt, die Wirksamkeit lässt sich vermutlich in Zukunft noch steigern.

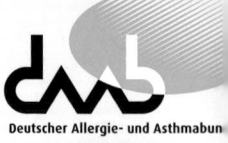

Deutscher Allergie- und Asthmabund e.V. (DAAB)

Erfahrung, die hilft!

Der Deutsche Allergie- und Asthmabund wurde 1897 gegründet und arbeitet seit mehr als 110 Jahre als Patientenorganisation für Menschen mit Allergien, Asthma, COPD und Neurodermitis. Beim DAAB erhalten Betroffene neutrale wissenschaftliche Beratung, Hilfe und konkrete Vorschläge für den Alltag, die die Lebensqualität erhöhen. Die Arbeit des Deutschen Allergie- und Asthmabundes ist geprägt durch die über 50.000 Anfragen pro Jahr und den entsprechenden Austausch mit Betroffenen, Ärzten und Wissenschaftlern. Die so gesammelten Erfahrungen, gepaart mit dem entsprechenden Fachwissen der Experten, bilden die Kernkompetenz der individuellen Beratung.

Allergie konkret – rundum informiert

»Allergie konkret« ist das Mitgliedermagazin des DAAB. Die Themen in diesem Magazin zu Allergien, Atemwegserkrankungen, Neurodermitis und Ernährung sind so vielfältig wie die Krankheitsbilder. »Allergie konkret« bietet Hintergrundwissen und Informationen. Dazu gehören Tipps für den Alltag ebenso wie Neues aus Forschung und Wissenschaft. »Allergie konkret« erscheint vierteljährlich und ist im Mitgliedsbeitrag von 33,00 € im Jahr enthalten.

Wir bewegen etwas!

Für seine Mitglieder übernimmt der Deutsche Allergie- und Asthmabund eine Sprachrohrfunktion. Ob in der Politik, bei Krankenkassen oder in Unternehmen: In den vergangenen Jahren wurden wichtige Erfolge erzielt: Eine verbesserte Kennzeichnung von Lebensmitteln und Kosmetika zum Beispiel erleichtert vielen Betroffenen heute den Alltag. Seine Neutralität hat sich der DAAB dadurch bewahrt, dass er sich durch Mitgliedsbeiträge und Spenden finanziert.

Mit Ihrer Hilfe als Mitglied oder Förderer erhalten wir diesen Status. Nutzen Sie unseren kostenfreien Infoservice für Ihren Wartebereich.

Nähere Informationen unter:

Presse- und Öffentlichkeitsarbeit

Deutscher Allergie- und Asthmatag

Zweimal jährlich veranstaltet der DAAB zwei Kongresse in Deutschland. An wechselnden Orten werden Vorträge und Workshops für Interessierte und Betroffene zu den Themen Allergien, Asthma, COPD und Neurodermitis angeboten.

Pressearbeit

Durch Presse- und Öffentlichkeitsarbeit klärt der DAAB über die Krankheitsbilder auf, weist aber auch auf die zahlreichen Alltagsprobleme der Patienten mit Allergien, Asthma, COPD und Neurodermitis sowie auf deren Bedürfnislage hin.

AllergieMobile

Als mobile Beratungsstelle touren seit 1997 drei AllergieMobile quer durch Deutschland. Die fahrenden Beratungsstellen bieten Infos und Beratung in Fußgängerzonen, Unternehmen, Apotheken, bei Ärzten, Kliniken, Gesundheitsämtern und Krankenkassen an.

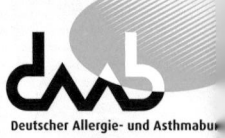

Allergologische Ernährungsfachkräfte

Für Ernährungsfachkräfte hat der DAAB 2000 ein Netzwerk eingerichtet, mit dessen Hilfe Oecotrophologen und Diätassistenten erfasst und allergologisch geschult werden. So kann jeder Betroffene oder Arzt eine qualifizierte Ernährungsfachkraft in seiner Nähe erfragen.

AllergieService

Der DAAB unterstützt Ärzte, Kliniken und Apotheken bei der täglichen Betreuung ihrer Patienten bzw. Kunden mit Asthma, COPD, Neurodermitis und Allergien. Durch den AllergieService erhalten sie kostenloses Informationsmaterial zur Weitergabe an Patienten/Kunden oder zur Auslage im Wartebereich.

Vorteile einer Mitgliedschaft für 33,00 € im Jahr

- Telefonische oder schriftliche individuelle und unabhängige Beratung durch die Experten des DAAB.
- Regelmäßige Informationen zu gesundheits- und verbraucherpolitischen Themen.
- Vielfältige Faltblätter, Recherchelisten, Allergenkalender, Allergiepässe, Bücher, Ernährungstagebücher.
- »Allergie konkret«, das Magazin zu Allergien, Asthma, Haut und Ernährung, erscheint 4 x jährlich. News aus Wissenschaft und Forschung und konkrete Gesundheitstipps für den Alltag.
- Zusätzliche Informationen über aktuelle Entwicklungen (zum Beispiel Gesundheitspolitik, Forschung, Medizin) gibt es durch das DAAB- Blitzinfo.
- Verbesserung der Versorgungsqualität von Patienten mit Allergien, Asthma, COPD und Neurodermitis.

Kontakt

Bundesgeschäftsstelle Deutscher Allergie- und Asthmabund
Fliethstraße 114, 41061 Mönchengladbach
Telefon: 02161 81494-0
Telefax: 02161 81494-30
www.daab.de
E-mail: info@daab.de

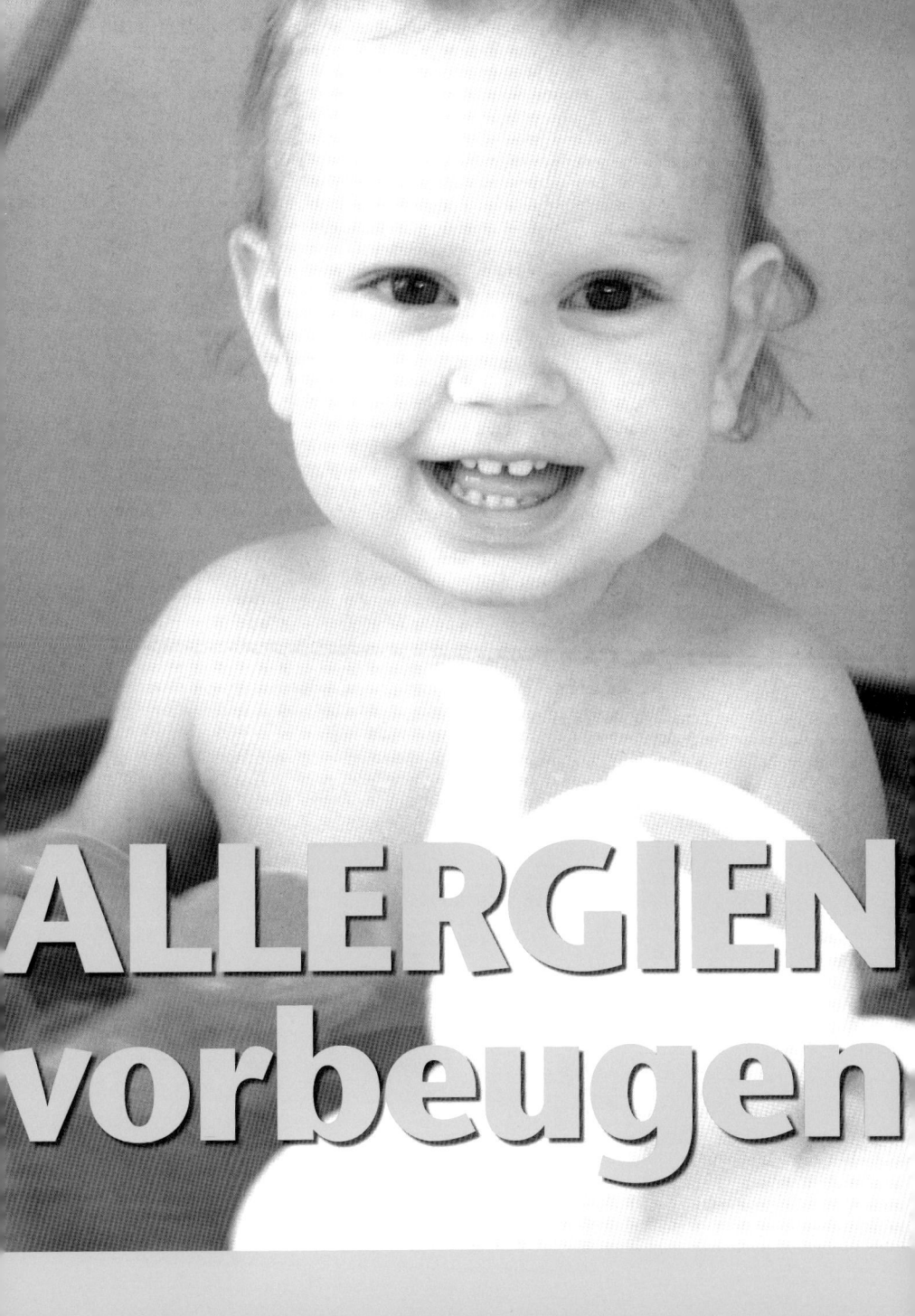

ALLERGIEN
vorbeugen

Hilfreiche Adressen und Buchtipps

www.ak-dida.de

Hier finden Sie eine Adressenliste der Mitglieder des Arbeitskreises allergologisch tätiger Ernährungsfachkräfte e.v. (Ak-dida), die sich verpflichtet haben, nach festgelegten Qualitätskriterien und wissenschaftlichen Maßstäben zu arbeiten.

Die ernährungstherapeutischen Beratungen der Kolleginnen werden in den meisten Fällen von den Krankenkassen bezuschusst und/oder voll übernommen (ist abhängig von der jeweiligen Krankenkasse beziehungsweise dem Versicherungsvertrag).

www.daab.de

Der Deutsche Allergie- und Asthmabund e.V. (DAAB) wurde bereits 1897 gegründet. Er ist der größte Patientenverband für Allergien, Asthma und Neurodermitis.

Beim DAAB finden Sie Zeit, Hilfe und konkrete Vorschläge sowie Tipps, die Sie direkt umsetzen können und die Ihnen weiterhelfen. Für Sie engagieren sich hauptamtliche Beratungsexperten des DAAB. Die Arbeit des DAAB ist geprägt vom Austausch mit über 50.000 Betroffenen pro Jahr.

www.dgaki.de

Die Deutsche Gesellschaft für klinische Immunologie und Allergologie e.v. (DGAKI) ist eine Vereinigung – vorwiegend von allergologisch tätigen Wissenschaftlern – mit dem Ziel, interessierte Ärzte und Naturwissenschaftler, die auf dem Gebiet der Allergologie und klinischen Immunologie arbeiten, zusammenzuführen sowie dieses Fachgebiet in Forschung, Klinik und Praxis zu fördern. Auf dieser Seite der DGAKI finden Sie gängige Leitlinien für die meisten allergologischen Krankheitsbilder sowie wichtige Kontaktadressen für den Bereich der Allergologie.

www.dzg-online.de

Auf dieser Seite finden Sie Informationen und Neuigkeiten zum Thema Zöliakie und glutenfreie Ernährung von der Deutsche Zöliakie-Gesellschaft e. V. (DZG). Sie wurde 1974 als Selbsthilfeorganisation von Eltern erkrankter Kinder gegründet. Sie ist eine Solidargemeinschaft, in der Menschen – die von Zöliakie/Sprue und Dermatitis herpetiformis Duhring betroffen sind – Hilfe und Unterstützung für ihr tägliches Leben und einen sinnvollen Umgang mit der Erkrankung finden. Dank vieler ehrenamtlich engagierter Mitglieder hat sie sich einen Namen gemacht und findet bei Entscheidungsträgern in Wirtschaft und Politik Gehör.

www.fke-do.de

Das Forschungsinstitut für Kinderernährung (FKE) Dortmund untersucht die Zusammenhänge zwischen Ernährung, Wachstum und Stoffwechsel von Kindern und Jugendlichen mit dem Ziel, wesentliche Beiträge zur Förderung von Gesundheit und Entwicklung im Wachstumsalter durch eine verbesserte Ernährung zu leisten. Die gängigen Empfehlungen für die Ernährung von Säuglingen, Kleinkindern, Kindern und Jugendlichen gehen auf die Forschungsarbeiten des FKE zurück.

www.was-wir-essen.de

Kostenloser Infoservice für alle Fragen rund um das Thema Essen und Ernährung. Experten aus den verschiedensten Fachrichtungen beantworten Ihre Fragen – in der Regel innerhalb von 48 Stunden.

Buchtipps bei bestehenden NMA oder Unverträglichkeiten

Constien, Anja; Reese, Imke; Schäfer, Christiane: Praxisbuch Lebensmittelallergien. SÜDWEST Verlag, München, Februar 2007, ISBN 978-3-517-08286-8, 16,95 €.

Reese, Imke; Constien, Anja; Schäfer, Christiane: Richtig einkaufen bei Lebensmittelallergien. Mehr Sicherheit beim Einkauf, im Restaurant und im Ausland. TRIAS in MVS Medizinverlage, Stuttgart, 2007, ISBN 978-3-8304-3351-4, 9,90 €.

Schäfer, Christiane; Kamp, Anne: Köstlich essen bei Kreuzallergien. Die Allergiespirale zum Stoppen bringen. TRIAS, Stuttgart, Februar 2008, ISBN 978-3-8304-3439-9, 19,95 €.

Kamp, Anne; Schäfer, Christiane: Gesund essen: Fructosearm genießen. 100 Rezepte bringen den Bauch zur Ruhe. GU Verlag, München, März 2007, ISBN 978-3-8338-0650-6, 12,90 €.

Schäfer, Christiane; Kamp, Anne: Köstlich essen: Fruktose, Laktose & Sorbit vermeiden. Unbeschwert genießen trotz mehrer Intoleranzen. TRIAS, Stuttgart, Februar 2009, ISBN 978-3-8304-3460-3, 19,95 €.

Die Webseite zum Buch

www.allergienvorbeugen.de

Rund um das Thema Allergie mit wichtigen Informationen und hilfreichen Links mit Forum für Interessierte, Betroffene und Verunsicherte.

Kontaktdaten der Autorinnen:

Christiane Schäfer
info@christianeschaefer.de
www.christianeschaefer.de

Imke Reese
reese@ernaehrung-allergologie.de
www.ernaehrung-allergologie.de

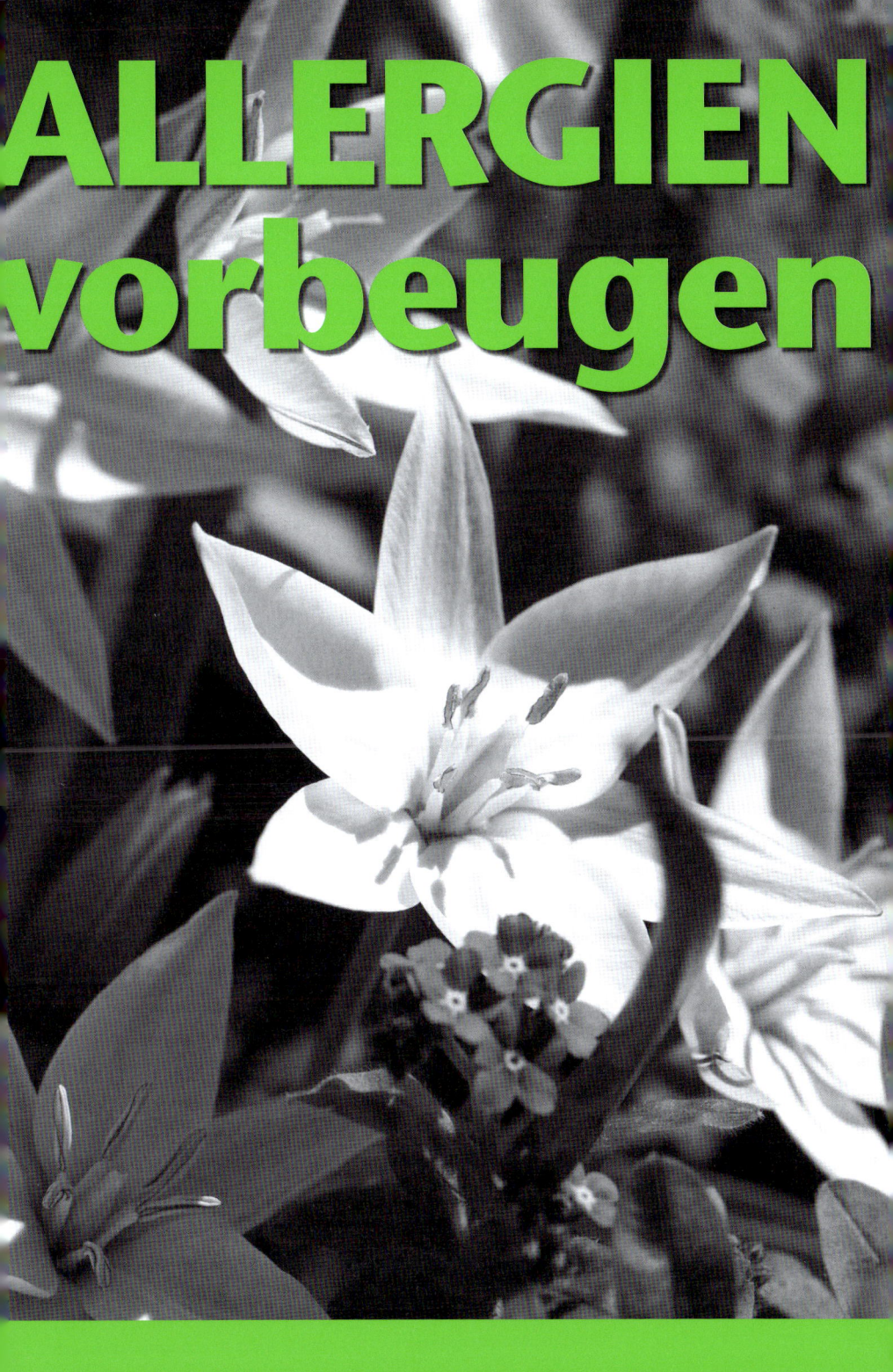

ALLERGIEN
vorbeugen

Stichwortverzeichnis

Literaturverzeichnis

Kapitel 1

Von Hertzen L, Laatikainen T, Pitkänen T, Vlasoff T, Mäkelä MJ, Vartiainen E, Haahtela T.: Microbial content of drinking water in Finnish and Russian Karelia – implications for atopy prevalence. Allergy 2007;62:288-92

Weißbuch Allergie: Urban & Vogel, München 2009 in Druck

Kapitel 2

Borowski C und Schäfer T.: Allergieprävention. Evidenzbasierte und konsentierte Leitlinie. Urban & Vogel, München 2005, p. 14

Kapitel 4

Worm N.: Heilkraft D. Wie das Sonnenvitamin vor Krebs, Herzinfarkt und anderen Zivilisationskrankheiten schützt. systemed Verlag, Lünen 2009.

Kapitel 5

Alm JS, Swartz J, Lilja G, Scheynius A, Pershagen G.: Atopy in children of families with an anthroposophic lifestyle. Lancet 1999;353:1485-88.

Björksten B, Naaber P, Sepp E, Mikelsaar M.: The intestinal microflora in allergic Estonian and Swedish 2-year-old children. Clin Exp Allergy 1999;29:342-46

Böttcher MF, Nordin EK, Sandin A, Midtvedt T, Björksten B.: Microflora-associated characteristics in faeces from allergic and nonallergic infants. Clin Exp Allergy 2000;30:1590-96.

Flöistrup H, Swartz J, Bergström A, Alm JS et al. and the PARSIFAL Study Group.: Allergic disease and sensitization in Steiner school children. J Allergy Clin Immunol 2006;117:59-66.

von Hertzen L, Laatikainen T, Pitkänen T, Vlasoff T, Mäkelä MJ, Vartiainen E, Haahtela T.: Microbial content of drinking water in Finnish and Russian Karelia – implications for atopy prevalence. Allergy 2007;62:288-92

von Mutius E, Braun-Fahrländer C, Shierl R, Riedler J et al.: Exposure to endotoxin or other bacterial components might protect against the development of atopy. Clin Exp Allergy 2000;30:1230-1234.

Rist L, Mueller A, Barthel C, Snijders B, Jansen M, Simões-Wüst AP, Huber M, Kummeling I, von Mandach U, Steinhart H, Thijs C.: Influence of organic diet on the amount of conjugated linoleic acids in breast milk of lactating women in the Netherlands. Br J Nutr. 2007 Apr;97(4):735-43.

Strachan DP.: Hay fever, hygiene, and household size. Br Med J 1989;299:1259-60.

Waser M, Michels KB, Bieli C, Flöistrup H, Pershagen G, v Mutius E, Ege M et al.: Inverse association of farm milk consumption with asthma and allergy in rural and suburban populations across Europe. Clin Exp Allergy 2006;37:661-670.

Kapitel 6

B Alm, N Aberg, L Erdes, P Möllborg, R Pettersson, S G Norvenius, E Goksör, G Wennergren: Early introduction of fish decreases the risk of eczema in infants. Arch Dis Child 2009;94:11–15

von Berg A, Koletzko S, Grübl A, Filipiak-Pittroff B, Wichmann HE, Bauer CP, et al: The effect of hydrolyzed cow's milk formula for allergy prevention in the first year of life: the German Infant Nutritional InterventionStudy, a randomized double-blind trial. J Allergy Clin Immunol 2007;119 (3):718-25

von, Berg A, Koletzko, S, Filipiak-Pittroff, B, Laubereau, B, Grübl, A, Wichmann, H. E., Bauer, C. P., Reinhardt, D., and Berdel, D.: Certain hydrolyzed formulas reduce the incidence of atopic dermatitis but not that of asthma: three-year results of the German Infant Nutritional Intervention Study. J Allergy.Clin Immunol. 119 (3); 718-725: 2007

von Berg A, Filipiak-Pittroff B, Krämer U, Link E, Bollrath C, Brockow I, Koletzko S, Grübl A, Heinrich J, Wichmann H-E, Bauer C-P, Reinhardt D, Berdel D.: Preventive effect of hydrolyzed infant formulas persists until 6 years: long-term results from the German Infant Nutritional Intervention Study (GINI). J Allergy Clin Immunol 121; 1442-7: 2008

Chatzi, I., Apostolaki, G., Bibakis, I., Skypala, I., Bibaki-Liakou, V., Tzanakis, N., Kogevinas, M., Cullinan, P.: Protective effect of fruits, vegetables and the Mediterranean diet on asthma and allergies among children in Crete. Thorax 2007;62: 677-683

Chatzi, L., Torrent, M., Romieu, I., Garcia-Esteban, R., Ferrer, C., Vioque, J., Kogevinas, M., Sunyer, J.: Mediterranean diet in pregnancy is protective for wheeze and atopy in childhood. Thorax 2008;63: 507-13

Dunstan JA, Mori TA, Barden A, Beilin LJ, Taylor AL, Holt PG, Prescott SL.: Fish oil supplementation in pregnancy modifies neonatal allergen-specific immune responses and clinical outcomes in infants at high risk of atopy: a randomized, controlled trial. J Allergy Clin Immunol 2003;112: 1178-84

Ernährungsbericht 2008: Umschau Verlag, Angaben VELS Studie, S. 55f

Fälth-Magnusson K, Kjellman NIM.: Allergy prevention by maternal elimination diet during late pregnancy – A 5-year follow-up of a randomized study. J Allergy Clin Immunol 1992;89:709-13.

Filipiak, B., Zutavern, A., Koletzko, S., von, Berg A., Brockow, I., Grubl, A., Berdel, D., Reinhardt, D., Bauer, C. P., Wichmann, H. E., and Heinrich, J.: Solid food introduction in relation to eczema: results from a four-year prospective birth cohort study. J Pediatr. 151 (4); 352-358: 2007

Hoppu U, Rinne M, Lampi A-M, Isolauri E.: Breast milk fatty acid composition is associated with development of atopic dermatitis in the infant. JPGN 41; 335-338: 2005

Kankaanpää et al.: Polyunsaturated fatty acids in maternal diet, breast milk, and serum lipid fatty acids in infants in relation to atopy. Allergy 2001;56:633-38

Klemola I, Vanto T, Juntunen-Backman K et al.: Allergy to soy formula and to extensively hydrolyzed whey formula in infant with cow's milk allergy: a prospective, randomized study with a follow-up to the age of 2 years. J Pediatr 2002;140:219–224

Kramer MS.: Maternal antigen avoidance during lactation for preventing atopic disease in infants of women at high risk (Cochraine Review). In: The Cochraine Library 2008 issue 2

Kull, I., Bergstrom, A., Lilja, G., Pershagen, G., and Wickman, M.: Fish consumption during the first year of life and development of allergic diseases during childhood. Allergy. 61 (8); 1009-1015: 2006

Kummeling, I., Thijs, C., Huber, M., Van, de, V, Snijders, B. E., Penders, J., Stelma, F., van, Ree R., van den Brandt, P. A., and Dagnelie, P. C.: Consumption of organic foods and risk of atopic disease during the first 2 years of life in the Netherlands. Br.J Nutr. 99 (3); 598-605: 2008

Nafstad, P., Nystad, W., Magnus, P., and Jaakkola, J. J.: Asthma and allergic rhinitis at 4 years of age in relation to fish consumption in infancy. J Asthma. 40 (4); 343-348: 2003

Oddy, W. H., de Klerk, N. H., Kendall, G. E., Mihrshahi, S., and Peat, J. K.: Ratio of omega-6 to omega-3 fatty acids and childhood asthma. J Asthma. 41 (3); 319-326: 2004

Olsen SF et al.: Fish oil intake compared with olive oil intake in late pregnancy and asthma in the offspring: 16 y of registry-based follow-up from a randomized controlled trial. Am J Clin Nutr 2008;88:167-75

Rist L, Mueller A, Barthel C, Snijders B, Jansen M, Simões-Wüst AP, Huber M, Kummeling I, von Mandach U, Steinhart H, Thijs C.: Influence of organic diet on the amount of conjugated linoleic acids in breast milk of lactating women in the Netherlands. Br J Nutr. 2007;97:735-43.

Romieu I, Torrent M, Garcia-Esteban R, Ferrer C, Ribas-Fitó N, Antó JM, Sunyer J.: Maternal fish intake during pregnancy and atopy and asthma in infancy. Clin Exp Allergy 37; 518-525: 2007

Salam, M. T., Li, Y. F., Langholz, B., and Gilliland, F. D.: Maternal fish consumption during pregnancy and risk of early childhood asthma. J Asthma. 42 (6); 513-518: 2005

Sausenthaler, S., Kompauer, I., Borte, M., Herbarth, O., Schaaf, B., Berg, A., Zutavern, A., and Heinrich, J.: Margarine and butter consumption, eczema and allergic sensitization in children. The LISA birth cohort study. Pediatr Allergy Immunol. 17 (2); 85-93: 2006

Sausenthaler, S., Koletzko, S., Schaaf, B., Lehmann, I., Borte, M., Herbarth, O., von, Berg A., Wichmann, H. E., and Heinrich, J.: Maternal diet during pregnancy in relation to eczema and allergic sensitization in the offspring at 2 y of age. Am J Clin Nutr. 85 (2); 530-537: 2007

Schäfer T, Borowski C, Diepgen TL, Hellermann M, Piechotowski I, Reese I, Roos T, Schmidt S, Sitter H, Werfel T, Gieler U.; Mitglieder der Konsensusgruppe des Aktionsbündnisses Allergieprävention: Evidenzbasierte und konsentierte Leitlinie «Allergieprävention". JDDG 2004;12:1030-38

Snijders, B. E., Thijs, C., van, Ree R., and van den Brandt, P. A.: Age at first introduction of cow milk products and other food products in relation to infant atopic manifestation in the first 2 years of life: The KOALA Birth Cohort study. Pediatrics 122; e115-e122: 2008

Wijga, A. H., Smit, H. A., Kerkhof, M., de Jongste, J. C., Gerritsen, J., Neijens, H. J., Boshuizen, H. C., and Brunekreef, B.: Association of consumption of products containing milk fat with reduced asthma risk in pre-school children: the PIAMA birth cohort study. Thorax. 58 (7); 567-572: 2003

Willers SM, Wijga AH, Brunekreef B, Kerkhof M, Gerritsen J, Hoekstra MO, de Jongste JC, Smit HA.: Maternal food consumption during pregnancy and the longitudinal development of childhood asthma. AJRCCM 2008

Willers, S. M., Devereux, G., Craig, L. C., McNeill, G., Wijga, A. H., bou El-Magd, W., Turner, S. W., Helms, P. J., and Seaton, A.: Maternal food consumption during pregnancy and asthma, respiratory and atopic symptoms in 5-year-old children. Thorax. 62 (9); 773-779: 2007

Zeiger RS, Heller S. The development and prediction of atopy in high-risk children: Follow-up at age seven years in a prospective randomized study of combined maternal und infant food allergen avoidance. J Allergy Clin Immunol 1995; 95:1179-90.

Zeiger R, Sampson H, Bock S et al.: Soy allergy in infants and children with IgE-associated cow's milk allergy. J Pediatr 1999;134:614–622

Zutavern, A., Brockow, I., Schaaf, B., von, Berg A., Diez, U., Borte, M., Kraemer, U., Herbarth, O., Behrendt, H., Wichmann, H. E., and Heinrich, J.: Timing of solid food introduction in relation to eczema, asthma, allergic rhinitis, and food and inhalant sensitization at the age of 6 years: results from the prospective birth cohort study LISA. Pediatrics. 2008;121: e44-e52:

Kapitel 7

Alexy, U.; Kersting, M.: Folgemilch probiotisch . macht das Sinn? Pädiat prax 2002;62: 269-2070.

FAO/ WHO 2001: Report of a joint FAO/WHO expert consultation on evaluation of health and nutritional properties of probiotics in food including powder milk with live lactic acid bacteria. Verfügbar unter: http://www.who.int/foodsafety/publications/fs_management/en/probiotics.pdf

Abschlussbericht der Arbeitsgruppe «Probiotische Mikroorganismenkulturen in Lebensmitteln" am BgVV (1999): [http://www.bfr.bund.de/cm/208/probiot.pdf

ESPHAGAN (Ernährungskommissionen der Europäischen Gesellschaft für Pädiatrische Gastroenterologie, Hepatologie und Ernährung): Kriterien, 2004

Isolauri E et al: Probiotics in the management of atopic eczema. Clin Exp Allergy 2000; 30: 1604-1610.

DGKJ: Konsensuspapier der sachverständigen Ernährungskommissionen der Deutschen Gesellschaft für Kinder- und Jugendmedizin (DGKJ), der Österreichischen Gesellschaft für Kinder- und Jugendheilkunde (ÖGKJ) und der Schweizerischen Gesellschaft für Pädiatrie (SGP) (Literatursuche und Bewertung). Monatsschr Kinderheilkd 2009 Online publiziert: 27. Februar 2009

Braegger C, Chmielewska A, Decsi T, Kolacek S, Mihatsch W, Moreno L, Pieścik M, Puntis J, Shamir R, Szajewska H, Turck D, van Goudoever J; ESPGHAN Committee on Nutrition: Supplementation of Infant Formula With Probiotics and/or Prebiotics: A Systematic Review and Comment by the ESPGHAN Committee on Nutrition. J Pediatr Gastroenterol Nutr. 2011 Feb;52(2):238-250.

Kapitel 8

Campo P, Kalra HK, Levin L et al.: Influence of dog ownership and high endotoxin on wheezing and atopy during infancy. J Allergy Clin Immunol 2006;118:1271-8

Celedon, J. C., Milton, D. K., Ramsey, C. D., Litonjua, A. A., Ryan, L., Platts-Mills, T. A., and Gold, D. R.: Exposure to dust mite allergen and endotoxin in early life and asthma and atopy in childhood. J Allergy Clin Immunol 120 (1); 144-149: 2007

Custovic A, Woodcock A.: Clinical effects of allergen avoidance. Clin Rev Allergy Immunol 2000; 18 (3): 397-419.

Deutsches Grünes Kreuz: Thesen zur Prävention, http://www.dgk.de/gesundheit/allergie-haut/allergien/tipps-fuer-den-alltag/thesen-zur-praevention.html

Heutelbeck ARR, Ahrens T, Müsken H, Bergemann H-C, Hallier E: Environmental exposure to allergens of different dog breeds and their relevance for allergological diagnostics. Entox Scientific Symposium Dortmund May 10-11-2007.

http://www.umweltbundesamt.de/luft/schadstoffe/feinstaub.htm, aktualisiert 14.1.2009

Langan, S. M., Flohr, C., and Williams, H. C. The role of furry pets in eczema: a systematic review. Arch Dermatol. 143 (12); 1570-1577: 2007

Liebers, V., Raulf M., Baur X.: Allergien auf rote Mückenlarven. Beispiel für eine Fehlregulation des Immunsystems, V Biologie in unserer Zeit, 1991;6:313-315

Marks GB, Ng K, Zhou J, Toelle BG, Xuan W, Belousova EG, et al.: The effect of neonatal BCG vaccination on atopy and asthma at age 7 to 14 years: an historical cohort study in a community with a very low prevalence of tuberculosis infection and a high prevalence of atopic disease. J Allergy Clin Immunol 2003 Mar;111(3):541-9

Marks GB, Ng K, Zhou J, Toelle BG, Xuan W, Belousova EG, et al.: The effect of neonatal BCG vaccination on atopy and asthma at age 7 to 14 years: an historical cohort study in a community with a very low prevalence of tuberculosis infection and a high prevalence of atopic disease. J Allergy Clin Immunol 2003 Mar;111(3):541-9

Moore, BS, Hyde JS: Breed-specific dog hypersensitivity in humans. J Allergy Clin Immunil 66 (3): 198-203.

Rat der Sachverständigen für Umweltfragen.: Sondergutachten Umwelt und Gesundheit. Stuttgart: Metzler-Poschel, 1999.

Remes ST, Castro-Rodriguez JA, Holberg CJ et al.: Dog exposure in infancy decreases the subsequent risk of frequent wheeze but not of atopy. J Allergy Clin Immunol 2001;108:509-15

Spezialbericht Allergien. Gesundheitsberichterstattung des Bundes Statistisches Bundesamt: Vermeidung von Allergenkontakten in. 2000.

Takkouche B, González-Barcala FJ, Etminan M, Fitzgerald M.: Exposure to furry pets and the risk of asthma and allergic rhinitis: a meta-analysis. Allergy 63(7); 857-64: 2008

Torrent M Torrent, M., Sunyer, J., Garcia, R., Harris, J., Iturriaga, M. V., Puig, C., Vall, O., Anto, J. M., Newman Taylor, A. J., and Cullinan, P.: Early-life allergen exposure and atopy, asthma, and wheeze up to 6 years of age. Am J Respir.Crit Care Med. 176 (5); 446-453: 2007

UmweltBundesAmt: Leitfaden zur Vorbeugung, Untersuchung, Bewertung und Sanierung von Schimmelpilzwachstum in Innenräumen. 2002

von Mutius, Erika: Bäuerliche Lebensbedingungen. Rundgespräche der Kommission für Ökologie, DUSTRI Verlag ISSN 0938-5851. Bd. 21 »Allergie- eine Zivilisationskrankheit«, 2001, S. 83-89

Kapitel 9

Kummeling I, Thijs C, Stelma F, Huber M, van den Brandt PA, Dagnelie PC.: Diphtheria, pertussis, poliomyelitis, tetanus, and Haemophilus influenzae type b vaccinations and risk of eczema and recurrent wheeze in the first year of life: the KOALA Birth Cohort Study. Pediatrics 2007 Feb;119(2):e367-e373

McKeever TM, Lewis SA, Smith C, Hubbard R.: Vaccination and allergic disease: a birth cohort study. Am J Public Health 2004 Jun;94(6):985-9

Möhrenschläger M, Haberl VM, Kramer U, Behrendt H, Ring J.: Early BCG and pertussis vaccination and atopic diseases in 5- to 7-year-old preschool children from Augsburg, Germany: results from the MIRIAM study. Pediatr Allergy Immunol 2007 Feb;18(1):5-9

STIKO-Empfehlungen , Tabelle 2 Epid. Bull. 30/2005

Kapitel 10

Bätzing, Sabine: Drogen und Suchtbericht 2009; Drogenbeauftragte der Bundesregierung, Bundesministerium für Gesundheit 11055 Berlin, Best.-Nr: BMG-D-09008, Stand: März 2009

Deutsches Krebsforschungszentrum (Hrsg.): Frauen und Rauchen in Deutschland. Heidelberg, 2008

Deutsches Krebsforschungszentrum (Hrsg.): Gesundheitsschäden durch Rauchen und Passivrauchen, Heidelberg, 2008

Jaakkola, J. J. and Gissler, M.: Maternal smoking in pregnancy, fetal development, and childhood asthma. Am J Public Health. 94 (1); 136-140: 2004

Kapitel 11

Schäfer T, Borowski C, Diepgen T, Hellermann M, Piechotowski I, Reese I, Roos T, Schmidt S, Sitter H, Werfel T, Gieler U, Allergieprävention KdA.: Evidenz-basierte und konsentierte Leitlinie »Allergieprävention«. Allergo J 2004;13:252-60.

Kull I, Böhme M, Wahlgren C-F, Nordvall L, Pershagen G, Wickamn M: Breast-feeding reduces the risk for childhood eczema. J Allergy Clin Immunol 2005;116: 657-61.

Kull I, Almqvist C, Lilja G, Pershagen G, Wickman M: Breast-feeding reduces the risk of asthma during the first 4 years of life. J Allergy Clin Immunol 2004;114:755-60.

Oddy WH, Sherriff J L, de Klerk N H, Kendall G E, Sly P D, Beilin L J, Blake K B, Landau L I, Stanley F J: The relation of breastfeeding and body mass index to asthma and atopy in children: a prospective cohort study to age 6 years. Am J Public Health 2004; 94(9):1531-1537.

Vork K L, Broadwin R L, Blaisdell R J: Developing asthma in childhood from exposure to secondhand tobacco smoke: insights from a meta-regression. Environ Health Perspect 2007; 115 (10): 1394-1400.

Muche-Borowski C, Kopp M, Reese I, Sitter H, Werfel T, Schäfer T und Mitglieder der Konsensusgruppe Beyer K, Friedrichs F, Hamelmann E, Hellermann M, Huss-Marp J, Lau S, Rietschel E, Schmidt S, Schnadt S, Kleinheinz A, Rudack C, Schnitzer S. S3: Leitlinie Allergieprävention – Update 2009. Pädiatrische Allergologie 2009;3:14-22.

Leseempfehlungen rund um die LOGI-Methode und um den gesunden Lebensstil.

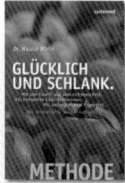

**LOGI-METHODE.
Glücklich und schlank.**
Mit viel Eiweiß und dem richtigen Fett.
Das komplette LOGI-Basiswissen.
Mit umfangreichem Rezeptteil.

Dr. Nicolai Worm

978-3-927372-26-9   **19,90 €**

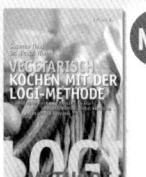

**LOGI-METHODE.
Vegetarisch kochen mit
der LOGI-Methode**
LOGI ohne Fisch und Fleisch? Na klar!
Über 100 einfallsreiche, köstliche
vegetarische Rezepte

Susanne Thiel | Dr. Nicolai Worm

978-3-927372-80-1   **19,95 €**

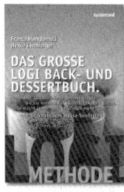

**LOGI-METHODE.
Das große LOGI-Back- und
Dessertbuch.**
Über 100 raffinierte Dessertrezepte,
die Sie niemals für möglich gehalten
hätten. So macht Leben nach LOGI
noch mehr Spaß!
Mit ausführlichem Stevia-Sonderteil.

Franca Mangiameli | Heike Lemberger

978-3-927372-66-5   **19,95 €**

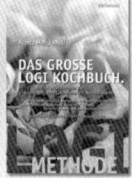

**LOGI-METHODE.
Das große LOGI-Kochbuch.**
120 raffinierte Rezepte zur Ernährungs-
revolution von Dr. Nicolai Worm.
Mit exklusiven LOGI-Kompositionen
der Spitzenköche Alfons Schuhbeck,
Vincent Klink, Ralf Zacherl, Christian
Henze und Andreas Gerlach.

Franca Mangiameli

978-3-927372-29-0   **19,95 €**

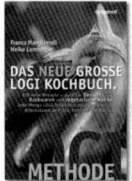

**LOGI-METHODE.
Das neue große LOGI-Kochbuch.**
120 neue Rezepte – auch für Desserts,
Backwaren und vegetarische Küche.
Jede Menge LOGI-Tricks und die klügsten
Alternativen zu Pizza, Pommes und Pasta.

Franca Mangiameli | Heike Lemberger

978-3-927372-44-3   **19,95 €**

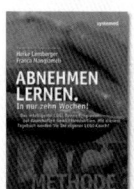

**LOGI-METHODE.
Abnehmen lernen.
In nur zehn Wochen!**
Das intelligente LOGI-Power-Programm
zur dauerhaften Gewichtsreduktion.
Mit diesem Tagebuch werden Sie Ihr
eigener LOGI-Coach!

Heike Lemberger | Franca Mangiameli

978-3-927372-46-7   **18,95 €**

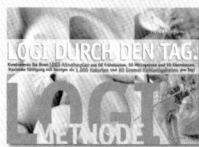
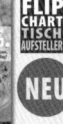

**LOGI-METHODE.
LOGI durch den Tag.**
Kombinieren Sie Ihren LOGI-Abnehmplan
aus 50 Frühstücken, 50 Mittagessen
und 50 Abendessen. Maximale Sättigung
mit weniger als 1.600 Kalorien
und 80 Gramm Kohlenhydraten pro Tag!

Franca Mangiameli

978-3-927372-79-5   **29,95 €**

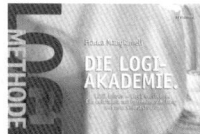
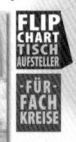

**LOGI-METHODE.
Die LOGI-Akademie.**
LOGI lehren – LOGI verstehen.
Ein Leitfaden zur Patientenschulung
und zum Selbststudium.

Franca Mangiameli

978-3-927372-59-7   **48,00 €**

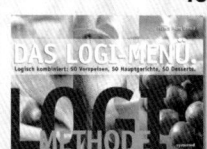

**LOGI-METHODE.
Das LOGI-Menü.**
Logisch kombiniert: 50 Vorspeisen,
50 Hauptgerichte, 50 Desserts.

Franca Mangiameli

978-3-927372-60-3   **29,95 €**

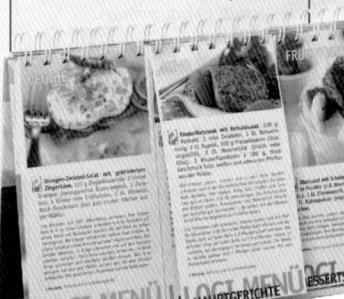

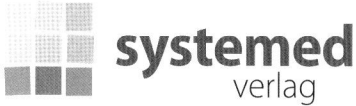
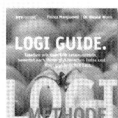
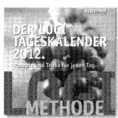
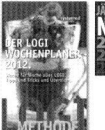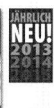
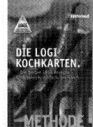
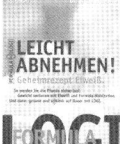
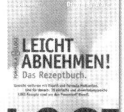
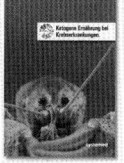
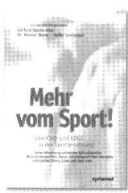
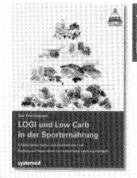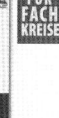
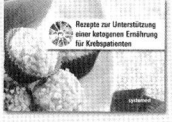

Die Themen Essen und Ernährung sind für den modernen Mann wichtiger denn je. Die Fallen, die zum Bauchwachstum führen, werden hier und jetzt aufgedeckt.

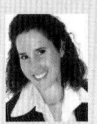
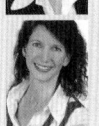

Ein Mann – (k)ein Bauch, so lautet ab sofort das Motto.

Das neue Buch der beiden Erfolgsautorinnen Barbara Gassert und Petra Linné

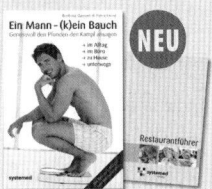

Ein Mann – (k)ein Bauch
Genussvoll den Pfunden den Kampf ansagen: im Alltag, im Büro, zu Hause und unterwegs. Mit Restaurantführer zum Heraustrennen
Barbara Gassert | Petra Linné
978-3-927372-82-5 **15,95 €**

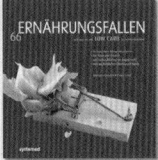

66 Ernährungsfallen
… und wie sie mit Low-Carb zu vermeiden sind.
- in typischen Alltagssituationen
- für Büro und Freizeit
- mit Einkaufsführer im Supermarkt
- mit ausführlichem Restaurant-Guide
Petra Linné | Barbara Gassert
978-3-927372-55-9 **15,95 €**

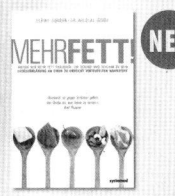

Mehr Fett!
Warum wir mehr Fett brauchen, um gesund und schlank zu sein.
Dr. Nicolai Worm | Ulrike Gonder
978-3-927372-54-2 **19,95 €**

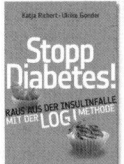

Stopp Diabetes!
Raus aus der Insulinfalle dank der LOGI-Methode.
Katja Richert | Ulrike Gonder
978-3-927372-56-6 **16,95 €**

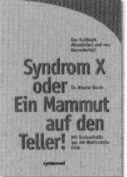

Syndrom X oder Ein Mammut auf den Teller!
Mit Steinzeitdiät aus der Wohlstandsfalle.
Dr. Nicolai Worm
978-3-927372-23-8 **19,90 €**

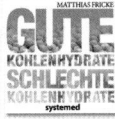

ERSCHEINT NOV. 2011

Gute Kohlenhyrate Schlechte Kohlenhydrate
Petra Linné | Barbara Gassert
978-3-927372-81-8 **9,95 €**

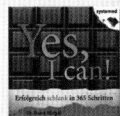

Yes, I can!
Erfolgreich schlank in 365 Schritten.
Dr. Ilona Bürgel
978-3-927372-51-1 **15,00 €**

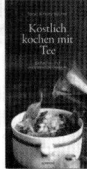

Köstlich kochen mit Tee.
Einfache und inspirierende Rezepte.
Tanja und Harry Bischof
978-3-927372-67-2 **18,95 €**

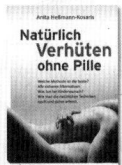

Natürlich verhüten ohne Pille.
Welche Methode ist die beste? Alle sicheren Alternativen. Was tun bei Kinderwunsch? Wie man die natürlichen Techniken rasch und sicher erlernt.
Anita Heßmann-Kosaris
978-3-927372-63-4 **14,95 €**

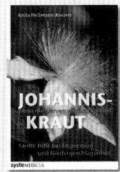

**Johanniskraut.
Wenn die Nerven verrückt spielen.**
Sanfte Hilfe bei Depression und Niedergeschlagenheit.
Anita Heßmann-Kosaris
978-3-927372-38-2 **10,95 €**